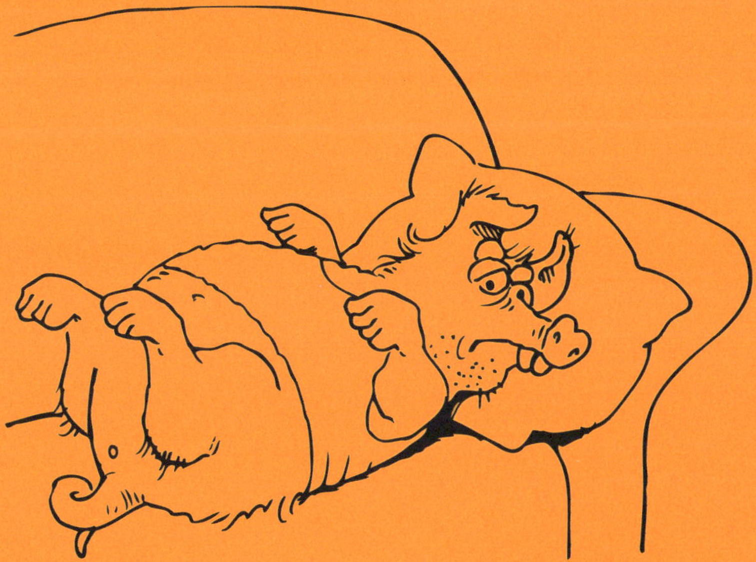

UND JETZT:
„RUNTER VOM
SOFA!“

DR. MANUELA MACEDONIA

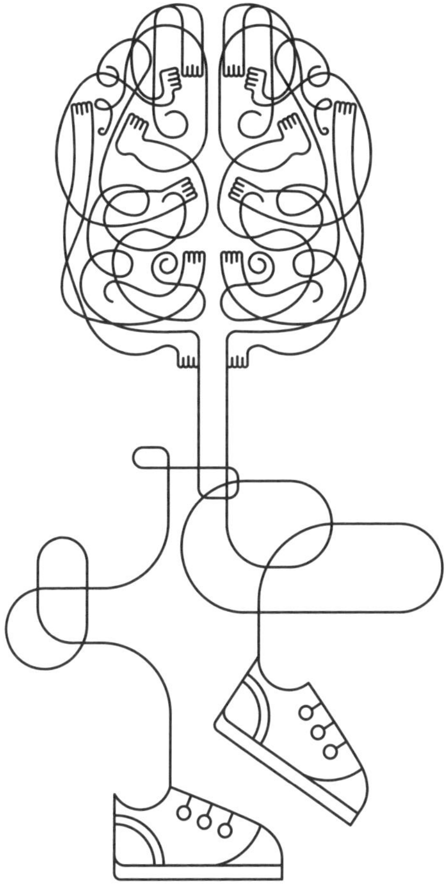

RUNTER VOM SOFA!

DIE 365-TAGE-CHALLENGE

Brandstätter

DR. MANUELA MACEDONIA

RUNTER VOM SOFA!

DIE 365-TAGE-CHALLENGE

Andi hat zwei Beinprothesen. An Wintersamstagen stehen er und seine **Inge** um 4:30 Uhr auf, um – so wie ich – zwei Autostunden weiter die ersten am Skilift zu sein. Im Sommer radeln sie 100 Kilometer am Tag entlang der Donau. Sie kennen den Kampf gegen den inneren Schweinehund besser als ich.

In Freundschaft und Bewunderung
widme ich beiden dieses Buch!

INHALT

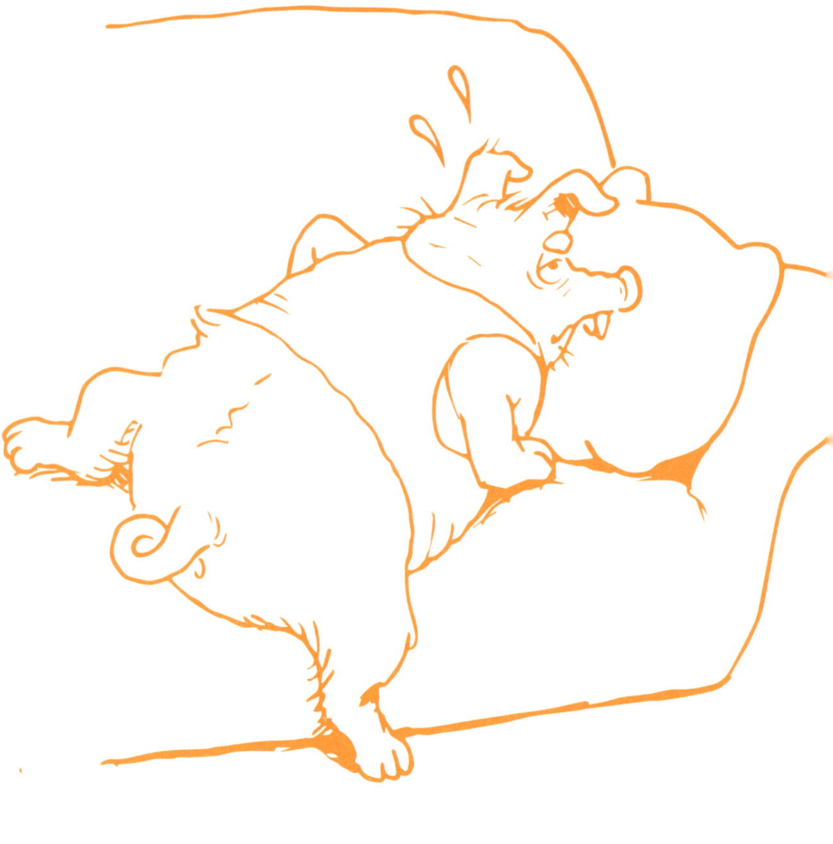

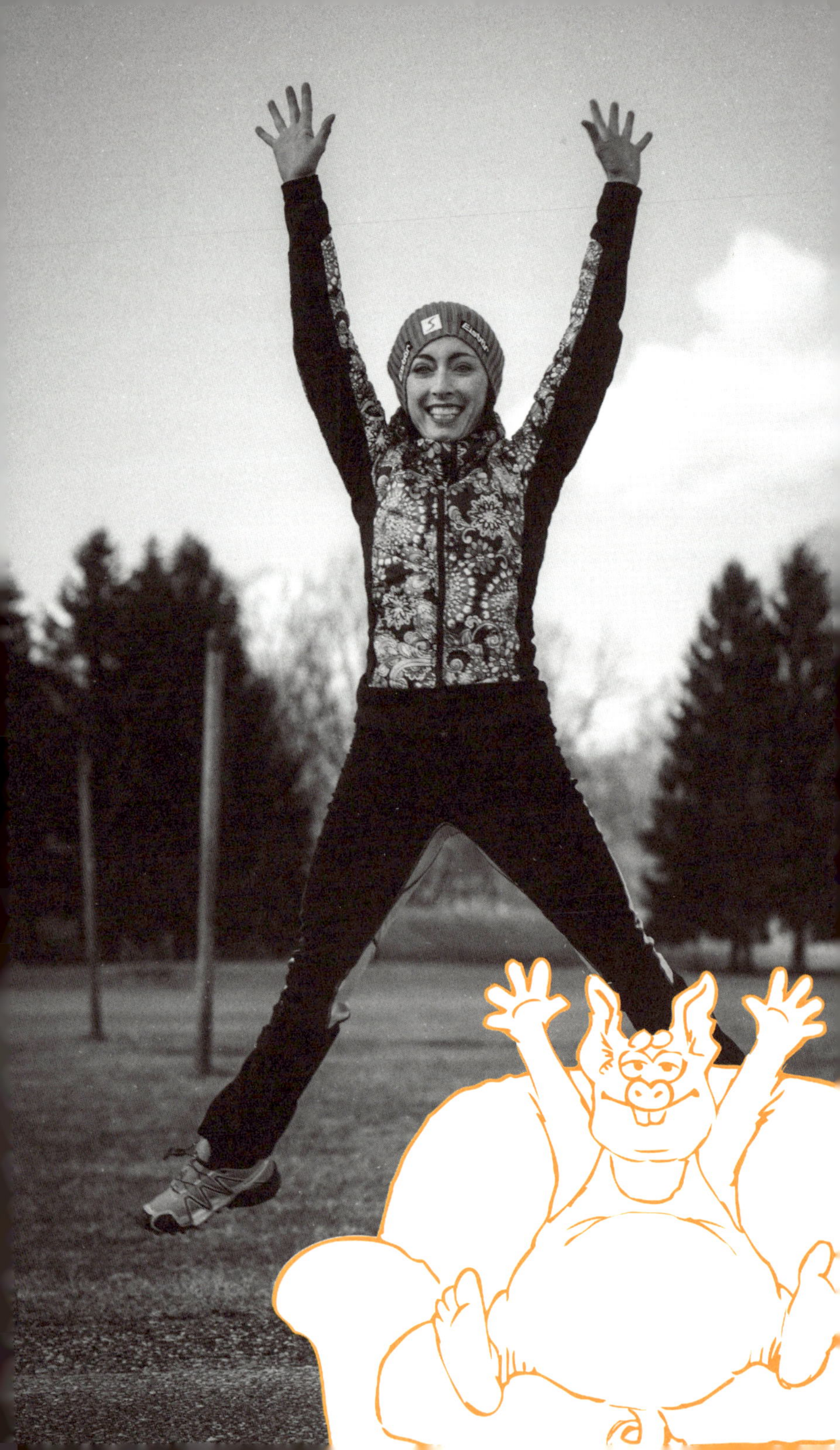

Dieses Tagebuch ist für dich geschrieben:

....

Wir werden zusammen des Weges gehen,
ab dem

....

ein ganzes Jahr.

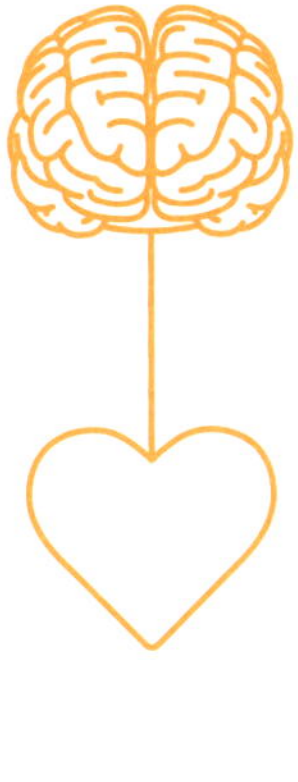

Herzlichst!
Manuela Macedonia

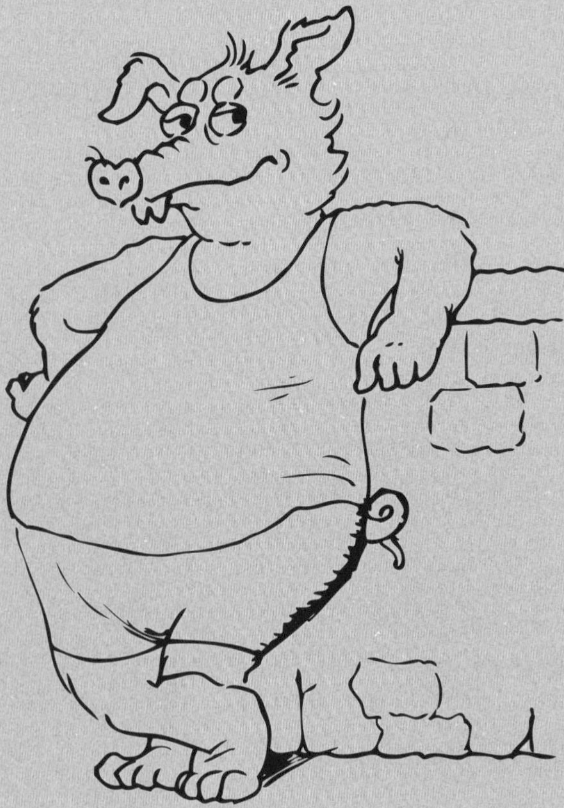

WARUM ICH DIESES TAGEBUCH FÜR DICH GESCHRIEBEN HABE

Die besten Ideen kommen mir immer, wenn ich mich an der frischen Luft bewege, beispielsweise beim Radfahren. Im September 2018 fuhr ich von meiner österreichischen Wahlheimat, der Stadt Wels, in den Nordwesten Italiens, nach Saint Vincent, wo ich aufgewachsen bin: 1.065 Kilometer und 12.000 Höhenmeter in zwölf Tagen, mit einem schweren Mountainbike (Alu, kein E-Bike!) mit Packtaschen, in denen alles Notwendige drin war: Laptop, ein Glätteisen für meine Haare, ein kleiner Wasserkocher, verschiedene Teesorten, Thermoskanne, Regenschutz und Reserveschuhe.

Der Start in dieses Abenteuer fiel mit dem Erscheinen meines Buchs „Beweg dich und dein Gehirn sagt Danke" zusammen und wurde entsprechend medial begleitet. Mein Verleger und die Thalia-Chefetage begleiteten mich ein kleines Stück des Weges. Die Medien berichteten und ich erhielt E-Mails, Glückwünsche über Social Media, aber auch zahlreiche konkrete Anfragen, ob man mitradeln dürfe, zumindest streckenweise. Mit mir als Motivatorin hätten es sich einige zugetraut, von Österreich in den Nordwesten Italiens, bis zur Schweizer Grenze, mit der Kraft der eigenen Beine zu fahren. Ich war überrascht.

Am dritten Tag Richtung Brenner erreichte ich Schwaz in Tirol und ging am Abend zum „Chinesen" essen.

Mit der Rechnung kam der obligate Glückskeks. Ich knackte ihn neugierig auf und traute meinen Augen nicht, als ich sah, was auf dem Briefchen im Inneren dieses verheißungsvollen Gebäcks stand:

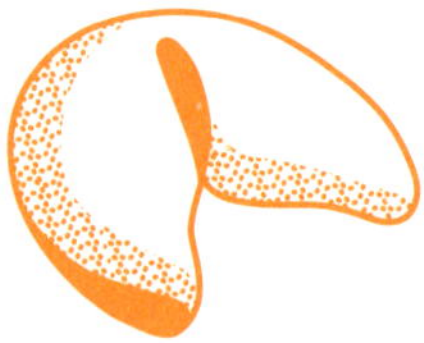

„Mit Ihrem Mut und Ihrem Tatendrang können Sie zaghaftere Naturen mitreißen!"

Diese Botschaft zauberte mir ein Lächeln ins Gesicht. Ich war müde und zufrieden nach diesem Tag voller Eindrücke, am Wilden Kaiser vorbei, quer durch Tirol, den grünen Inn und die Felder entlang, die nach dem trockenen Herbstheu dufteten. Satt blickte ich auf den Fluss, der weiße Wellchen warf, in seinem schnellen Lauf durch die mittelalterliche Bergknappenstadt. Schmunzelnd steckte ich im Gehen die Nachricht in meine Geldtasche.

Meine Reise setzte sich fort über den Brenner, zum Gardasee und weiter, zur südlichen Spitze aller norditalienischen Seen, Iseosee, Comer See, Lago Maggiore, um dann in den Nordwesten zu stechen, durch die Reisfelder Vercellis in der Monotonie der Poebene, die Septemberhitze auf der Haut und auf den Lippen. Ich erreichte Saint Vincent an einem frühen sonnigen Nachmittag, wenn sich die Leute fein machen und gut gekleidet, wie in allen italienischen Kleinstädten, zum Aperol Spritz treffen, mit einem Schälchen grüner Oliven. Ich war glücklich, da zu sein, ohne Schmerzen und ohne Pannen. Das Glück, das ich empfand, kam von diesem wunderschönen Abenteuer, von der Bewegung im Freien, dem Wohlgefühl, das ich verspürte, weil ich es geschafft hatte, meine italienische Heimat über alle Berge mit den eigenen Beinen zu erreichen. Und ich dachte, die Glückskeks-Botschaft sei vollkommen richtig. Ich sollte ein Buch schreiben, um die zaghafteren Naturen mitzureißen, damit sie auch dieses Glück verspüren und täglich Bewegung in ihr Leben integrieren.

Nun hältst du dieses Buch in deinen Händen. Es ist für dich geschrieben, für einen Neuanfang, für eine Zukunft, in der dein Körper und dein Geist eins miteinander sind, in Harmonie und Glück – so wie bei mir an jenem Tag in Saint Vincent!

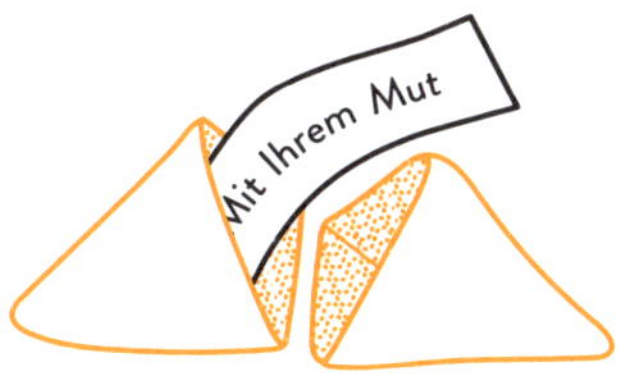

WARUM DU DIESES TAGEBUCH FÜHRST

Wer kennt das Problem mit dem inneren Schweinehund nicht? Man möchte, man sollte, man hat sich vorgenommen, nun jetzt wirklich mehr Bewegung zu machen, aber irgendwie klappt es nicht. Wir schaffen es nicht, die Laufschuhe zu schnüren, das Rad aus der Garage zu holen, wir folgen nur dem inneren Schweinehund. Obendrauf, jedes Mal, wenn wir uns Bewegung vornehmen, kommt etwas dazwischen und es geht einfach nicht, aus anderen Gründen, nicht weil wir das nicht wollen. Wir wollen, aber dann kommt Schlechtwetter, es ist wieder mal zu warm, oder es gibt im Job zu viel Stress und … So vergehen die Tage, die Wochen, die Monate und wir geben auf.

Mit diesem Tagebuch wird es funktionieren: Ich werde dir jede Woche gute Gründe liefern, damit du selbst erkennst, wie wichtig Bewegung für dein Gehirn ist. Indem du dieses Tagebuch führst, wirst du dir Zeit für dich nehmen, reflektieren und dir selbst deine Ziele setzen. Ich möchte dich dabei begleiten, dir zeigen, wie ich das mache. Möglicherweise machst du es ganz anders, aber du wirst es auch machen und schaffen. Es wird möglicherweise Zeiten geben, in denen der innere Schweinehund einen Zwischensieg feiert, aber am Ende wird er klein sein, so klein, dass er dir unbemerkt folgen wird – und nicht umgekehrt.

Das ist dein Tagebuch für gute und schlechte Zeiten. Mit oder ohne Bewegung, wird es bei dir sein, die nächsten 52 Wochen. Du wirst dadurch die Kontrolle über dein Vorhaben gewinnen, selbst wenn du da und dort Pausen einlegst. Du wirst immer wieder beginnen können, weitermachen und dich freuen, weil du es schaffst.

In den nächsten Seiten steckt viel komprimiertes Wissen. Willst du es vertiefen, folge bitte diesem Symbol ➔ BEWEG DICH!. Zu den verschiedenen Themen kannst du mehr in meinem Buch „**BEWEG DICH UND DEIN GEHIRN SAGT DANKE**" lesen, welches auch im Brandstätter Verlag im Jahr 2018 erschienen ist.

Willst du mit deinen Erfolgen anderen Mut machen, oder dich mit anderen zusammenschließen, die dasselbe vorhaben wie du? Benutze bitte in deinen Social Media die **HASHTAGS**, die ich in jedem Kapitel vorschlage, wie zum Beispiel **#RUNTERVOMSOFA.**

Ich freue mich, wenn du mir folgst und auch manchmal Mut machst, warum nicht, mein innerer Schweinehund sitzt auch immer neben mir ;-) ... Auf **FACEBOOK** manuelamacedonia und auf **INSTAGRAM** manuelamacedonia.

Wir werden zu einer großen Gemeinschaft von Menschen wachsen, denen es wichtig ist, fit und gesund zu sein und ihr Gehirn durch Bewegung zu pflegen. Wir werden zusammen Erfolge feiern und einander im Kampf gegen den inneren Schweinehund unterstützen, gemeinsam für unser Gehirn!

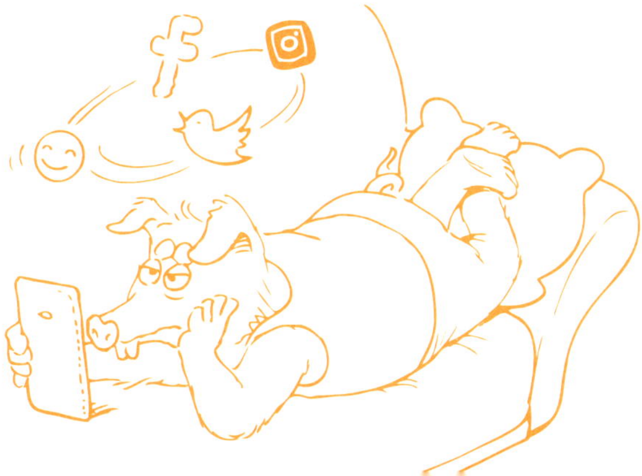

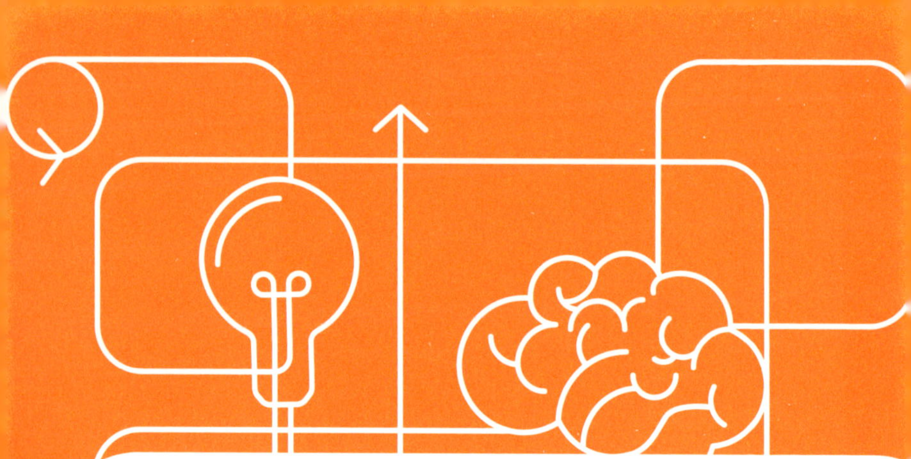

1

DIE NÄCHSTEN WOCHEN BEWEGE ICH MICH …

FÜR MEINE GEHIRNGEFÄSSE

Du hast bestimmt schon einmal ein Tierhirn im Supermarkt gesehen: Es ist von zahlreichen kleinen und großen Gefäßen durchzogen. So ist das auch beim menschlichen Gehirn. In der Kindheit und Jugend sind diese Gefäße geschmeidig, ihre Wände flexibel. Sie transportieren das mit Sauerstoff angereicherte Blut in jede kleinste Gehirnwindung, damit wir klar denken und gut lernen. Je besser die Blutzufuhr ist, desto leistungsfähiger ist unser Gehirn und somit auch unser Geist. Kinder merken sich alles, sehen jedes Detail und können sehr aufmerksam sein, auch weil ihre „Hardware" optimal mit Blut versorgt wird.

Bewegen wir uns regelmäßig ein bisschen außerhalb unserer Komfortzone und bekommen rote Wangen, werden Prozesse in Gang gesetzt, welche die Blutzufuhr (Vaskularisierung) verbessern. Dabei senden die kleinsten Zellen in unserem Gehirn, die Mikroglia, chemische Signale aus, welche ihrerseits die Endothelzellen (sie kleiden die Innenschicht der Gefäße wie eine Tapete aus) dazu anregen zu wachsen, die Gefäße zu verstärken, aber auch neue zu bilden (Angiogenese). So wird die Blutzufuhr auch unter Anstrengung gewährleistet. Mechanismen wie diese machen das System Gehirn „plastisch". Das heißt, es kann sich mit den Anforderungen verändern. Durch regelmäßige Bewegung sind die Blutgefäße im Gehirn ein gut „gewartetes" System. Es unterstützt unsere geistigen Funktionen hervorragend. Bewegen wir uns nicht, wird die Vaskularisierung gerade einmal durchschnittlich sein. Die Folgen machen sich mit der Zeit bemerkbar: Unsere geistigen Fähigkeiten lassen nach, und auch das Risiko, einen Schlaganfall zu erleiden, steigt. ➔ **KAP. 3** BEWEG DICH!

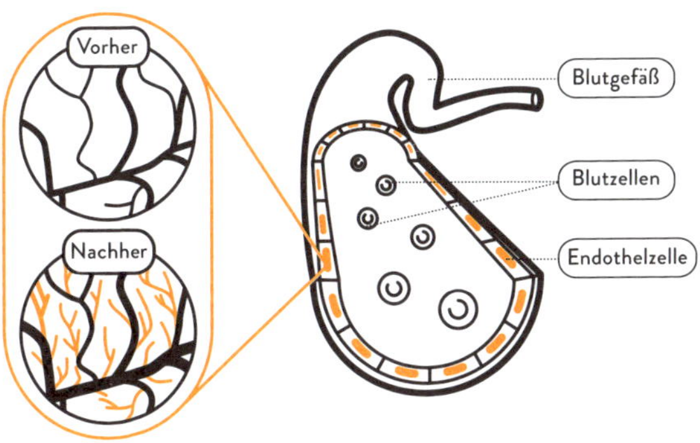

ANGIOGENESE UND ENDOTHELZELLEN

WOCHE 1

VON .... BIS ....

WELCHE ART VON BEWEGUNG IST GUT FÜR MICH?

Bewegung ist immer gut – egal, welche Sportart wir ausüben. Wenn wir unser Gehirn allerdings gezielt durch Bewegung pflegen und die Vaskularisierung anregen möchten, empfiehlt es sich, jene Arten der Bewegung zu wählen, die auch wissenschaftlich gut untersucht sind, in erster Linie Fortbewegung. Bei Experimenten mit Nagern, in deren Käfig sich ein Laufrad befand, stellten Wissenschaftler fest, dass das Gehirn jener Tiere, die regelmäßig das Laufrad nutzten, besser durchblutet war. Wir Menschen können, um unser Gehirn fit zu halten, spazieren gehen, walken, wandern und laufen, schwimmen und Rad fahren, aber auch Sportarten wie Golf oder Ballspiele sind empfohlen! ➔ KAP. 2 BEWEG DICH!

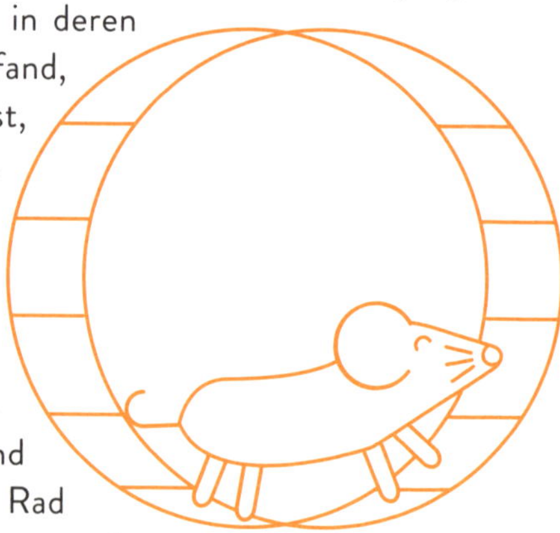

MEIN ZIEL FÜR DIESE WOCHE:

....

....

....

....

HAST DU ES ERREICHT?

JA NEIN

MEINE BEWEGUNG

	AKTIVITÄT	DAUER
MO		
DI		
MI		
DO		
FR		
SA		
SO		

ZUFRIEDEN?

#RUNTERVOMSOFA

„ES REGNET …"

1. Regenfeste Schuhe und Regenschutz besorgen.
2. Raus mit dir.
3. Zurückkommen, duschen und das tolle Gefühl genießen, auch bei Regen etwas für sein Gehirn getan zu haben! ;-)

„ICH LAUFE NICHT FÜR MEINE FIGUR, ICH LAUFE FÜR MEIN GEHIRN.“

(M. MACEDONIA)

Wenn man Menschen, die regelmäßig laufen, fragt, warum sie das machen, hört man häufig „Für meine Figur“ oder „Für meine Gesundheit“. Wenn man mich fragt, warum ich meinen inneren Schweinehund überwinde, lautet die Antwort: „Ich laufe nicht für meine Figur, ich laufe für mein Gehirn.“

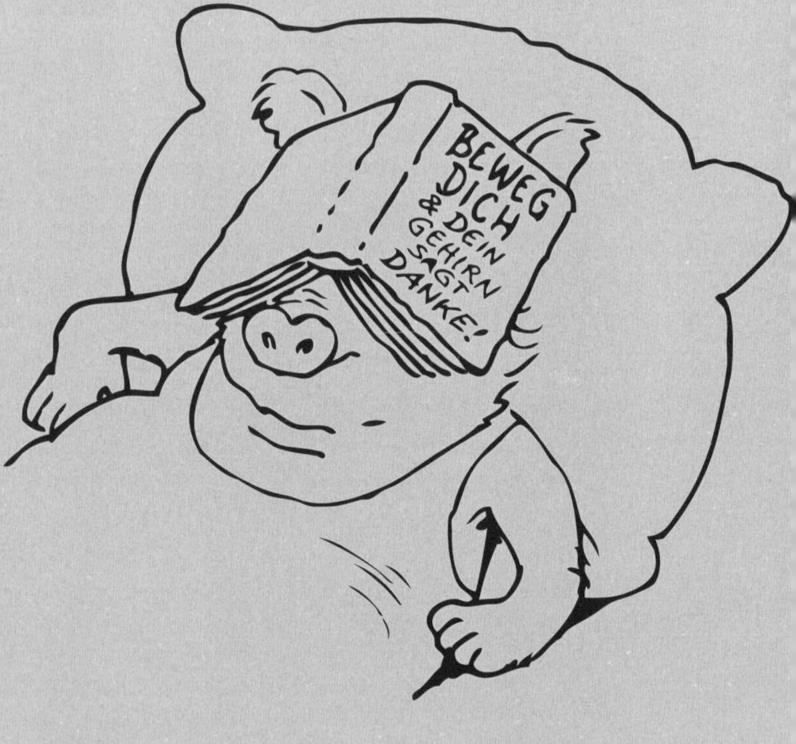

#

runtervomsofa

Wenn ich allen davon erzählen will, dass ich mich überwunden habe. Yeah!

WOCHE 2

VON .... BIS ....

WIE OFT SOLL ICH MICH BEWEGEN?

Die spontane Antwort lautet: So oft wie möglich. Ich weiß, das ist nicht einfach, wenn man einen 40+-Stunden-Job, eine Familie, einen Haushalt, ein soziales Leben mit Freunden und womöglich noch eine ehrenamtliche Beschäftigung hat. Jeder muss seine eigenen Prioritäten setzen und entscheiden, was entbehrlich ist. Wir werden nicht immer alles unter einen Hut bringen. Wir müssen also hin und wieder auf etwas verzichten, damit wir die Zeit für Bewegung finden.

Mach bitte eine Liste der Dinge, auf die du im Laufe einer Woche verzichten könntest, und ersetze sie durch einen Spaziergang. Das ist ein Anfang!

BEWEGUNG IST WICHTIGER ALS:

1. ....

2. ....

3. ....

4. ....

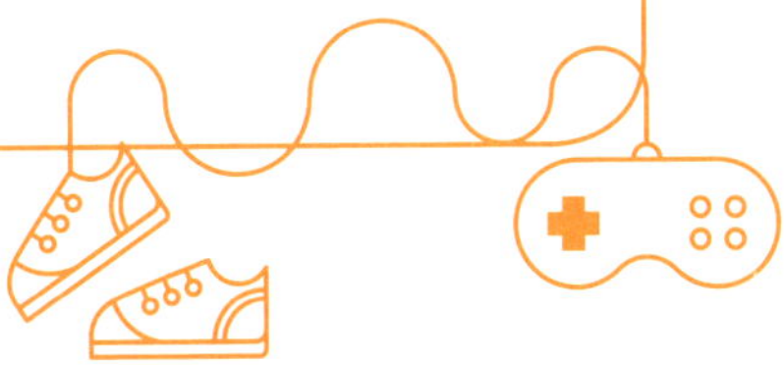

MEINE BEWEGUNG

	AKTIVITÄT	DAUER
MO		
DI		
MI		
DO		
FR		
SA		
SO		

ZUFRIEDEN?

Das ist gut gelaufen:

Das nehme ich mir vor:

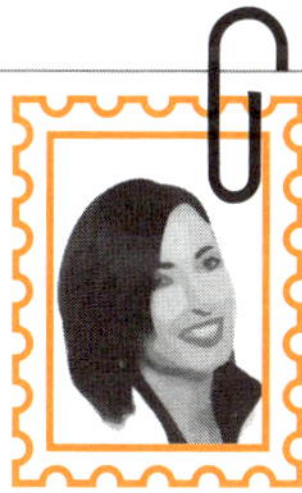

WICHTIG: WOHLFÜHLFAKTOR!

Als ich vor über zehn Jahren wieder anfing, Bewegung verstärkt in meinen Alltag zu integrieren, besaß ich uralte Laufschuhe ohne Dämpfung, mit abgenutzter Sohle und die klassische Trainingshose aus flauschigem Stoff – und das auch noch in Grau. Beides motivierte mich nicht unbedingt, laufen zu gehen. Ich fühlte mich darin plump und unförmig, jeder Schritt war anstrengend. Nach einigen Wochen kleidete ich mich neu ein. Ich kaufte einen bunten, eng anliegenden Laufdress und Schuhe mit einer Gelsohle. Was für ein Unterschied! Jeder Laufschritt fühlte sich wie auf Moos zu gehen an und ich wollte auch hinaus mit meinen schönen Lauftights!

WIE SIEHT ES MIT DEINER SPORTKLEIDUNG AUS? FÜHLST DU DICH DARIN WOHL?

JA NEIN

Was möchtest du verbessern?

....

....

....

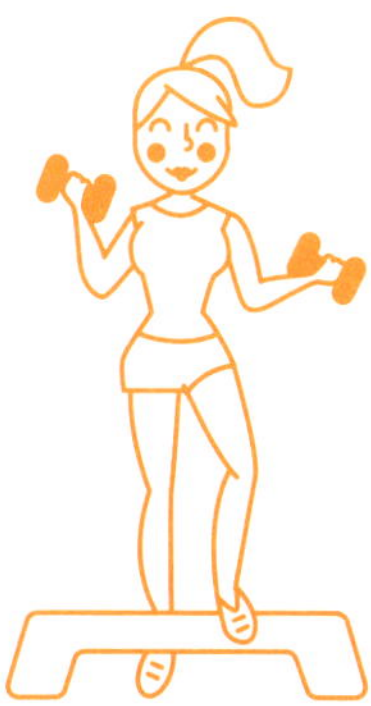

WOCHE 3

VON .... BIS ....

BRAINFOOD – GIBT ES DAS?

Mit dem irreführenden Begriff „Brainfood“, also Gehirnnahrung, wird suggeriert, seinem Gehirn etwas Gutes zu tun, wenn man sich mit Nüssen, Fisch, Beeren, gewissen Obstarten, grünem Gemüse und so weiter ernährt. Nun, dass hochwertige Lebensmittel gut für Körper und Gehirn sind, ist unbestreitbar. Die in den Lebensmitteln enthaltenen Substanzen, die auf das Gehirn wirken, sind allerdings oft nur in verschwindend geringen Mengen vorhanden. Wir müssten, damit sie Wirkung zeigen, Unmengen dieser Lebensmittel essen, sodass uns vermutlich schlecht davon würde. Nehmen wir diese Substanzen z. B. in Form von Kapseln hochdosiert auf, können wir unserem Körper aber schaden. So kann ein Zuviel an Vitaminen sogar Krebs verursachen. Lebensmittel sind nur ein Teil des großen Puzzles und – ganz wichtig – *ersetzen Bewegung nicht*! Idealerweise essen wir gesund und bewegen uns regelmäßig.

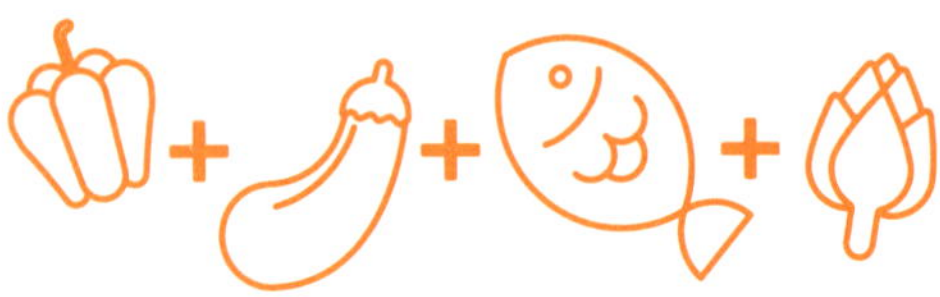

JUNKFOOD VERMEIDEN

TIPP

Als Junkfood bezeichnet man Nahrung, die viel Salz, ungesunde Fette, „leere“ Kohlenhydrate und zahlreiche Zusatzstoffe enthält (z. B. Pommes und Fertiggerichte). Sie machen unsere Gehirngefäße weniger geschmeidig, können sie verstopfen und somit das Risiko für einen Schlaganfall erhöhen. Unser Gehirn wird es uns danken, wenn wir auf diese minderwertige Nahrung weitgehend verzichten. ;-)

MEINE BEWEGUNG

	AKTIVITÄT	DAUER
MO		
DI		
MI		
DO		
FR		
SA		
SO		

ZUFRIEDEN?

LEBENSMITTEL, AUF DIE ICH IN DEN NÄCHSTEN WOCHEN BEWUSST VERZICHTE:

....

....

....

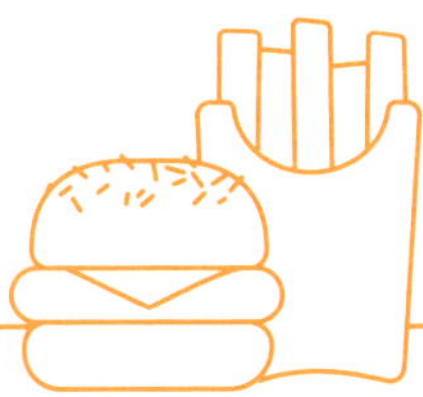

#RUNTERVOMSOFA

WOCHE 4

VON .... BIS ....

STATISTIK FÜR UNSEREN ALLTAG

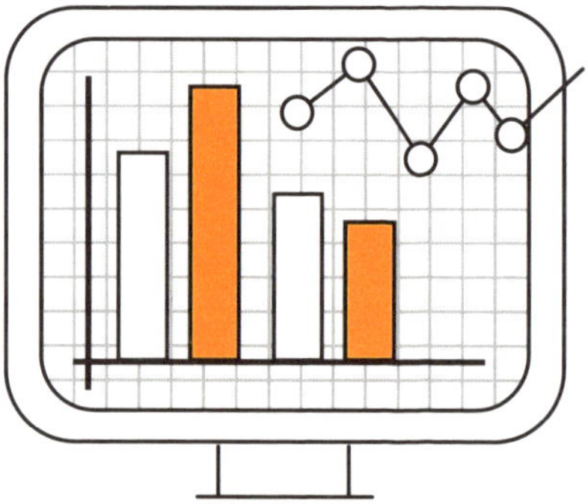

Als ich meine Mutter davon überzeugen wollte, dass das Rauchen ungesund für sie sei, hatte sie immer Ausreden: Herr X habe sein ganzes Leben lang 60 Zigaretten am Tag geraucht und sei mit 99 friedlich in seinem Bett eingeschlafen. Herr Y hingegen sei mit 35 Jahren an Lungenkrebs gestorben, obwohl er nie geraucht hatte. Doch bei diesen Beispielen handelt es sich um Ausnahmeerscheinungen, sogenannte statistische Ausreißer.

Wenn die Gehirnforschung herausfindet, dass Bewegung für das Gehirn gut ist, basiert dieses Resultat auf Untersuchungen mit durchschnittlichen Erdbürgern, nicht mit statistischen Ausreißern. Letztere sind Personen, für welche die Regel nicht anwendbar ist, weil – aus welchen Gründen auch immer – anders: vielleicht genetisch oder aufgrund gewisser Faktoren in ihrem Leben. So trifft es wohl zu, dass es Menschen gibt, die ein ganzes Leben ohne Bewegung 99 Jahre alt werden können – und das ohne Demenz. Aber die Mehrheit von uns ist halt Durchschnitt – und Bewegung tut uns nachweislich gut!

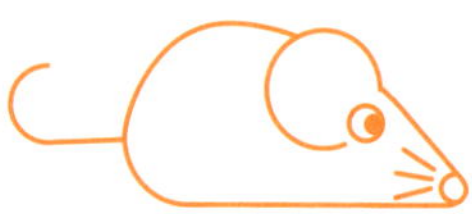

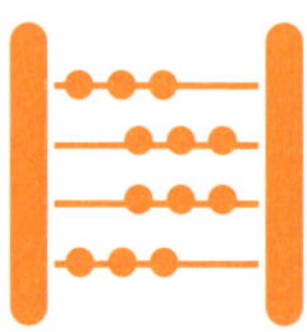

MEINE BEWEGUNG

	AKTIVITÄT	DAUER
MO		
DI		
MI		
DO		
FR		
SA		
SO		

ZUFRIEDEN?

MEIN ZIEL FÜR DIESE WOCHE

HAST DU ES ERREICHT?

JA NEIN

#RUNTERVOMSOFA

DANKE SCHÖN, IHR LIEBEN RATTEN UND MÄUSE

Führt man ein Experiment zur Bewegung durch, um festzustellen, inwieweit diese zur Entstehung neuer Gefäße im Gehirn beiträgt, muss man sichergehen, dass ausschließlich der Faktor Bewegung zur Vaskularisierung führt. Dafür braucht man eine „Population" von Individuen, die kontrollierbar ist. Am besten eignen sich hierfür speziell gezüchtete Tiere, die – im Gegensatz zu den Menschen – keine so großen Unterschiede hinsichtlich der Gene und der Lebensführung aufweisen. So stellt man z. B. 50 Mäusen ein Laufrad in den Käfig und zwingt sie, sich eine Stunde am Tag darin zu bewegen, während andere 50 Mäuse ohne Laufrad auskommen müssen. Nach einer gewissen Zeit untersuchen die Forscher ihr Gehirn, um festzustellen, ob sich neue Gefäße gebildet haben. Forschungsresultate mit Menschen sind in diesem Bereich nie so genau wie mit Nagern. Wie gut, dass uns die Tiere zu Forschungszwecken zur Verfügung stehen!

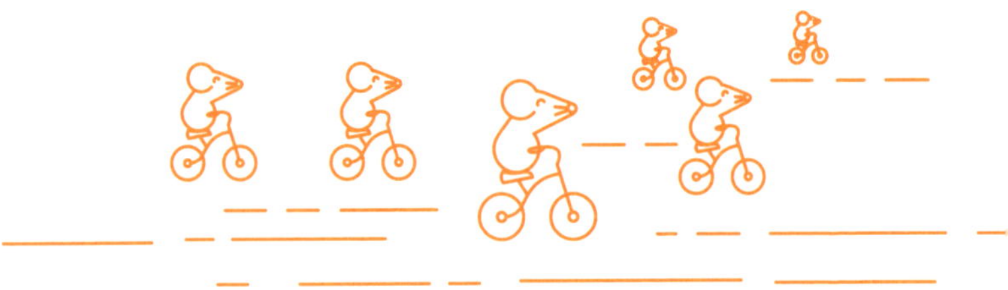

WIR MACHEN LANGSAM ERNST – LOS GEHT'S!

Mein Bewegungsziel für die nächsten 4 Wochen:

....

....

....

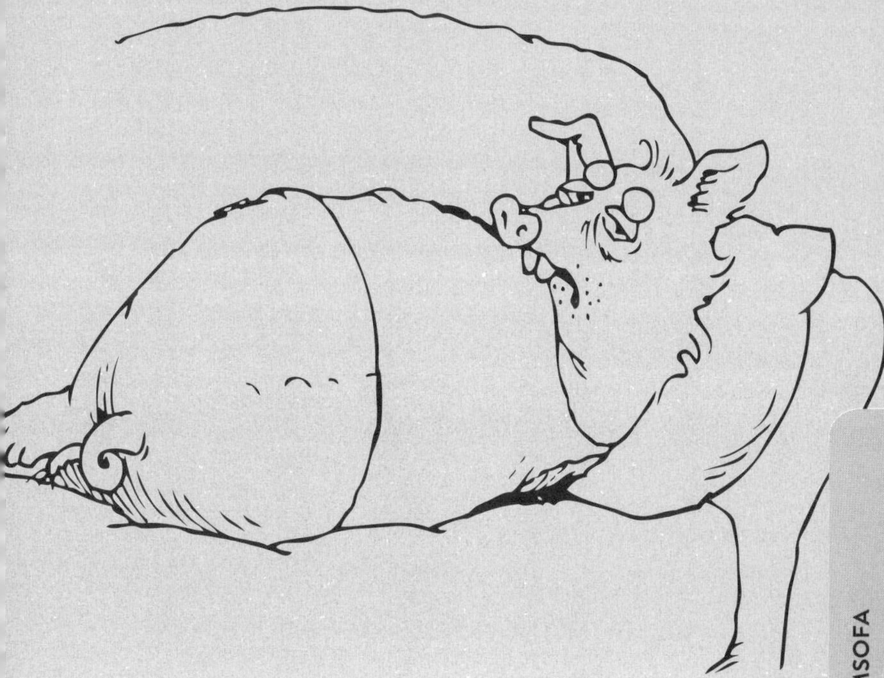

Notizen

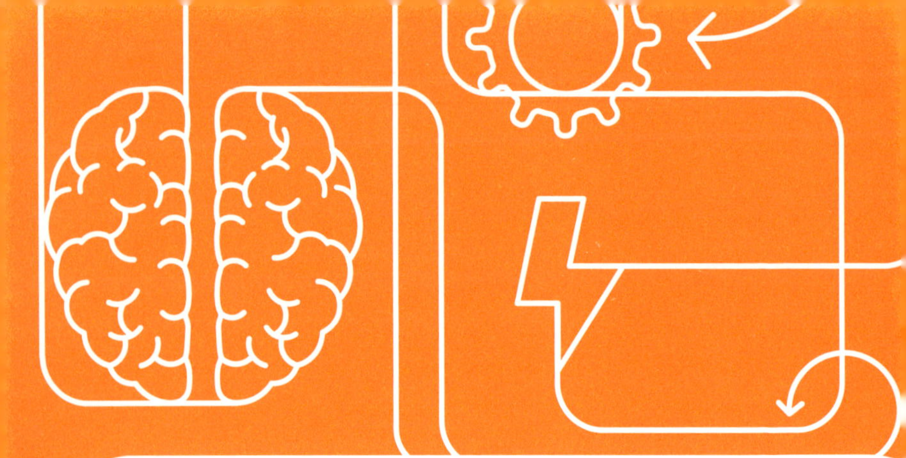

2

DIE NÄCHSTEN WOCHEN BEWEGE ICH MICH …

FÜR MEIN KURZZEITGEDÄCHTNIS

Oft werde ich gefragt, wie man Wissen effizient ins Langzeitgedächtnis bringt. Klar, man möchte sich länger an das Gelernte erinnern. Viele wissen jedoch nicht, dass das Kurzzeitgedächtnis dabei eine wesentliche Rolle spielt. All das, was wir uns merken wollen bzw. sollen, wird ab dem Zeitpunkt der Wahrnehmung bis zu etwa zwei Jahren im Hippocampus, einer Struktur in der Tiefe unseres Gehirns, gespeichert. Die Bezeichnung stammt aus dem Lateinischen und bedeutet „Seepferdchen“. So haben ihn die Neuroanatomen aufgrund seiner gekrümmten Gestalt genannt. Der Hippocampus, der sich sowohl in der linken als auch rechten Hirnhälfte befindet, nimmt alles auf, was unter „Wissen" fällt, z. B. Namen, Listen, Lebensdaten von Königen oder den Titel des letzten Songs von Popsängerin Madonna. Dieses Wissen wird im Laufe der Zeit vom Hippocampus an die Großhirnrinde weitergeleitet, und dort bleibt es auch ein ganzes Leben erhalten – vorausgesetzt, die Rinde ist unversehrt und nicht von Demenzerkrankungen betroffen.

In der Kindheit und Jugend ist unser Seepferdchen auf der Höhe seiner Leistung. Ab dem 20. Lebensjahr schrumpft der Hippocampus zwischen 1 und 2 Prozent jährlich. Mit der Schrumpfung geht natürlich auch eine Beeinträchtigung seiner Funktionen einher, d. h., unser Kurzzeitgedächtnis wird im Laufe der Jahre schlechter. Wir müssen Einkaufslisten schreiben, wir erinnern uns schlecht an Namen und vergessen, ob wir die eine oder andere Mail beantwortet haben oder nicht. Ab dem 45. Lebensjahr verschlimmert sich das Ganze noch. Aber regelmäßige Bewegung – wohlgemerkt kein Hochleistungssport – kann dieser besorgniserregenden Entwicklung des Hippocampus Einhalt gebieten. Sogar ein geschrumpfter Hippocampus kann wieder größer werden und seine Funktionen wiedererlangen. Also dann … beweg dich für dein Kurzzeitgedächtnis! ➔ **KAP. 2** BEWEG DICH!

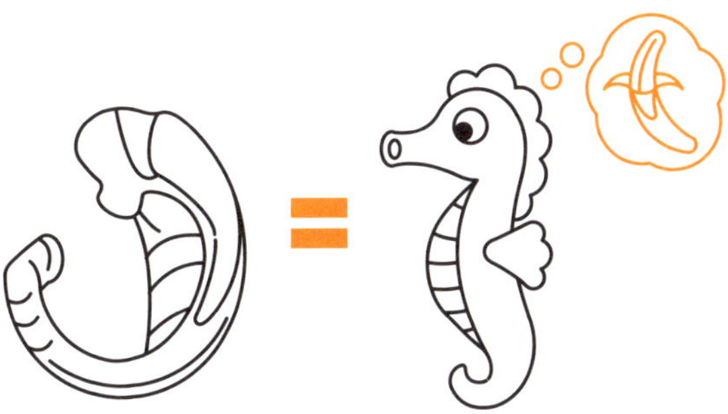

HIPPOCAMPUS

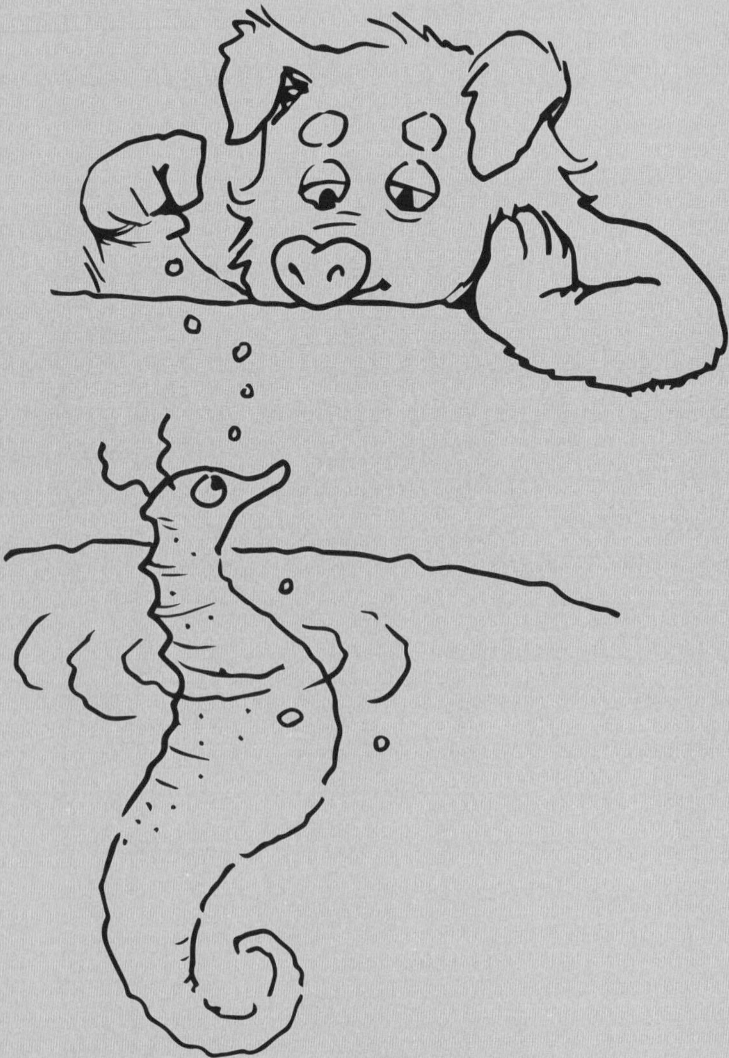

bewegdich

Dieses Hashtag verwende ich, wenn ich es geschafft habe, mich zu bewegen: Dann gehört das hinausposaunt!

WOCHE 5

VON .... BIS ....

SCHLAF

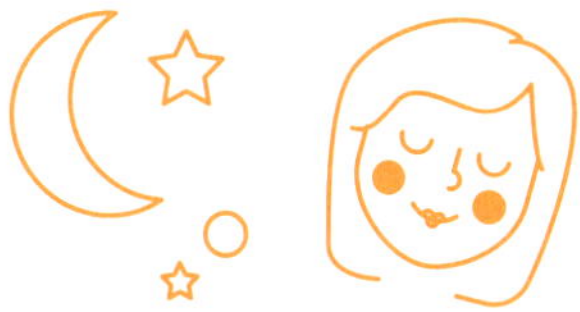

Für ein gutes Gedächtnis ist ein guter Schlaf unentbehrlich. Im Schlaf konsolidieren – also festigen – wir jene Inhalte, die wir während des Tages aufgenommen haben. Wie Experimente mit funktioneller Magnetresonanztomografie (fMRT) zeigen, wird die Informationsspur, die im Hippocampus angelegt wurde, immer wieder aktiv. Dies kann im Schlaf auf ungestörte Weise geschehen, weil keine neue Information eintrifft. Bewusstsein und Sinnessysteme werden heruntergefahren und reagieren nur auf laute Geräusche oder Schmerz. Das Gehirn kann also in Ruhe arbeiten und unser Gedächtnis in den Wachphasen somit Bestleistung liefern. Durchwachte Nächte vor der Prüfung führen nicht zu den Ergebnissen, die man sich wünscht. Somit lautet die Devise: sich bewegen, rechtzeitig anfangen zu lernen und zwischendurch immer genug schlafen. Dann kann keine Prüfung mehr schiefgehen.

VIELE VON UNS SCHLAFEN REGELMÄSSIG SCHLECHT. WIE GUT IST DEIN SCHLAF IN DEN LETZTEN 4 WOCHEN GEWESEN?

Schlafqualität

Deswegen schon beim Arzt gewesen? JA NEIN

Was hat dich beschäftigt?

....

Über eine Lösung schon nachgedacht? JA NEIN

MUSS ICH MICH IN DER FRISCHEN LUFT BEWEGEN?

TIPP

Ideal ist es schon, wenn du die Möglichkeit hast, dich in der Natur zu bewegen. Du kannst aber auch zu Hause oder im Fitnessclub auf ein Laufband steigen – sozusagen wie die Nager im Experiment, die ja auch nicht durch den Wald laufen! Und ja, ein Hometrainer vor dem Fernseher ist ebenfalls wunderbar. Man muss nicht draußen Rad fahren, wenn es gerade hagelt ... ;-)

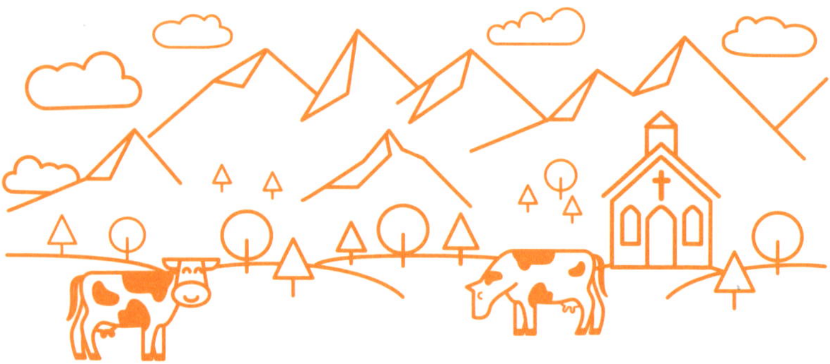

[Vergiss bitte nicht zu posten ;-)
Wir freuen uns, wenn wir gemeinsam des Weges gehen!]

MEINE BEWEGUNG

	AKTIVITÄT	DAUER
MO		
DI		
MI		
DO		
FR		
SA		
SO		

ZUFRIEDEN?

Das ist gut gelaufen:

Das nehme ich mir vor:

WOCHE 6

VON .... BIS ....

STRESS IST NICHT GUT FÜR DAS GEDÄCHTNIS!

Aus Sicht der Evolution ist Stress eine sinnvolle Reaktion unseres Körpers auf eine Bedrohung, z. B. auf ein Mammut. Um auf die Gefahr gekonnt zu reagieren, schütten wir Cortisol aus, ein Hormon, das den Stoffwechsel anregt. Somit haben wir die notwendige Muskelkraft, um das Mammut anzugreifen oder vor ihm zu flüchten. Ist unser Bürokollege das Mammut und können wir weder angreifen noch flüchten, bleibt Cortisol in unserem Körper, weil es nicht abgebaut wird, und schadet dem Gehirn: Der Hippocampus schrumpft und seine Funktionen werden beeinträchtigt. Man wird vergesslich! ➔ **KAP. 6** BEWEG DICH!

WER SIND DIE MAMMUTS IN DEINEM ALLTAG?

....

....

....

....

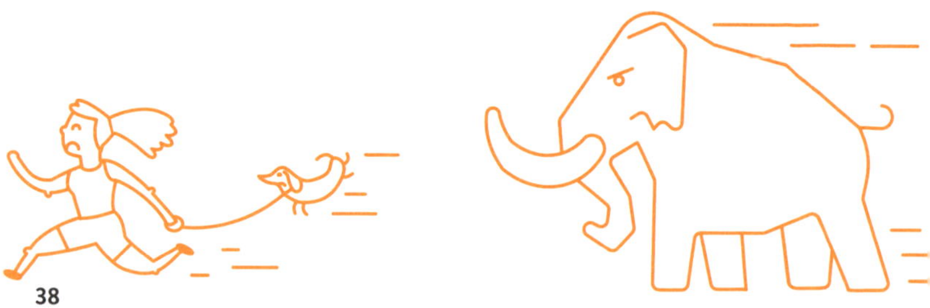

MEINE BEWEGUNG

	AKTIVITÄT	DAUER
MO		
DI		
MI		
DO		
FR		
SA		
SO		

ZUFRIEDEN?

SPAZIERGANG GEGEN STRESS

TIPP

Hattest du einen stressigen Tag? Versuche, ein „Läufchen" oder auch nur einen zügigen Spaziergang zu machen. Nachweislich kann man Cortisol über Bewegung abbauen und somit auch besser schlafen, denn Cortisol stört den Schlaf. Dein Gedächtnis freut sich.

WOCHE 7

VON .... BIS ....

GEHIRNDOPING

Man hört immer wieder von Neuro-Enhancement, also Gehirndoping durch die Einnahme von Pharmaka, die unsere geistige Leistungsfähigkeit steigern sollen. Davon ist in jedem Alter abzuraten und ganz besonders bei Kindern und Jugendlichen. Zum einen können solche Präparate die Hemmschwelle zum Drogenkonsum steigern, zum anderen kennen wir die Langzeitwirkungen nicht, und sie sind schwer vorauszusehen. Hände weg von allen Drogen! Wir schaffen es ohne – ganz natürlich mit regelmäßiger Bewegung.

➔ **KAP. 6** BEWEG DICH!

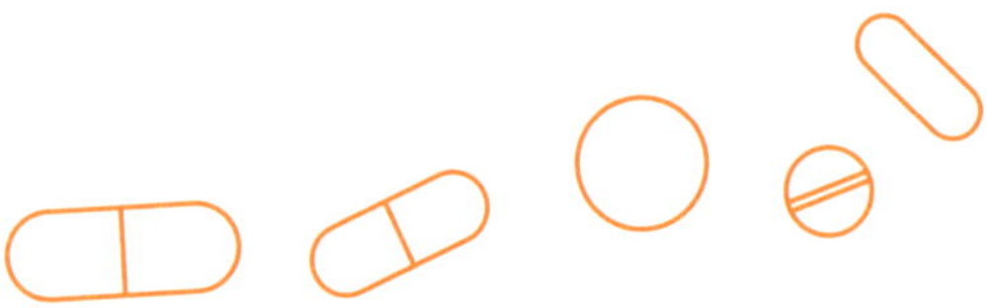

„ES IST ZU WARM …“

1. Leichte Bekleidung anziehen.
2. Kopfbedeckung und Sonnenschutz auftragen.
3. Keine Rekorde anstreben, eventuell Tempo oder Distanz reduzieren.
4. Ausreichend Wasser trinken.

Du kannst auch erst abends, wenn es etwas kühler ist, gemütlich ein paar Kilometer spazieren gehen. Dein Gehirn wird es dir sicher danken …

WELCHE AUSREDEN SUGGERIERT DIR DEIN INNERER SCHWEINEHUND, WENN ER KEINE LUST HAT, DICH HINAUSZUBEGLEITEN?

Und wie reagierst du darauf?

MEINE BEWEGUNG

	AKTIVITÄT	DAUER
MO		
DI		
MI		
DO		
FR		
SA		
SO		

ZUFRIEDEN?

WOCHE 8

VON .... BIS ....

WALNÜSSE: EINE WOHLTAT FÜR DAS GEHIRN

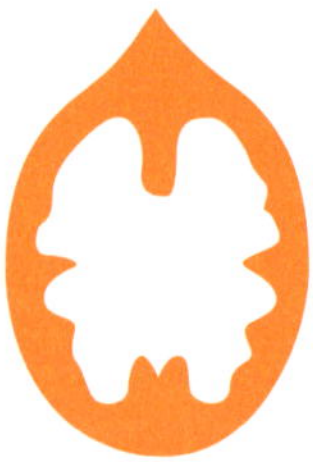

Einige Untersuchungen haben in den letzten Jahren wiederholt gezeigt, dass Walnüsse eine antioxidante und entzündungshemmende Wirkung auf das Gehirn haben und die Kommunikation unter Gehirnzellen steigern.[1] In einer 2017 erschienenen Studie deckten die 708 Teilnehmer 15 Prozent des täglichen Energiebedarfs durch Walnüsse ab, ca. 30 bis 60 Gramm pro Tag. Die Probanden – im Durchschnitt 69 Jahre alt – wurden am Anfang und am Ende des zweijährigen Experiments untersucht. Der Nusskonsum hatte den geistigen Abbau verlangsamt und zudem die altersbedingte Netzhautdegeneration im Auge gestoppt.[2] Also auf jeden Fall Nüsse essen, aber auch nicht viel mehr als die empfohlene Menge, denn sie sind kalorienreich und führen zur Gewichtszunahme.

WIE SIEHT DEINE ERNÄHRUNG AUS?

Kochst du selbst, oder ernährst du dich häufig mit Fertigprodukten?

....

Gehst du oft essen?

....

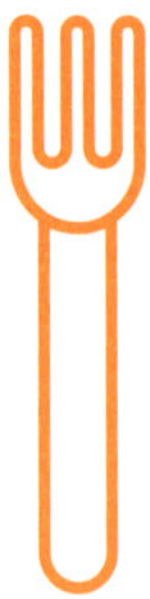

Möchtest du an deiner Ernährung etwas ändern?

....

Wenn ja, was möchtest du ändern?

....

MEINE BEWEGUNG

	AKTIVITÄT	DAUER
MO		
DI		
MI		
DO		
FR		
SA		
SO		

ZUFRIEDEN?

MEIN ZIEL FÜR DIESE WOCHE

....

....

....

....

HAST DU ES ERREICHT?

JA NEIN

#BEWEGDICH

MEIN POWERMÜSLI

REZEPT

Mein Müsli mache ich mir selbst. Es liefert mir so viel Energie für den Sport, dass ich vormittags locker 50 Kilometer Rad fahren kann, ohne Hunger zu verspüren.

Ich kaufe im Reformgeschäft eine 7-Korn-Mischung und lasse sie dort gleich grob mahlen.

Abends nehme ich 3 Löffel und füge – je nachdem, was ich gerade zu Hause habe – Leinsamen, Sonnenblumenkerne, Chiasamen, Nüsse und Trockenfrüchte hinzu.

Diese Mischung rühre ich mit Wasser an und lasse sie über Nacht stehen.

Am nächsten Morgen kommen noch Naturjoghurt, Honig vom Imker und frische Früchte hinein.

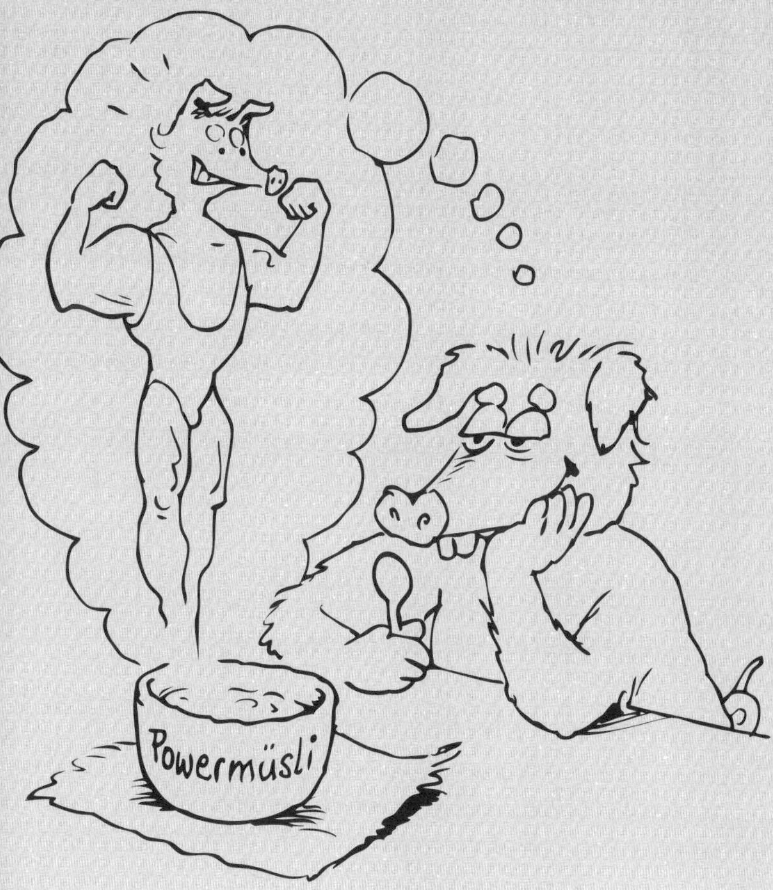

#BEWEGDICH

Notizen

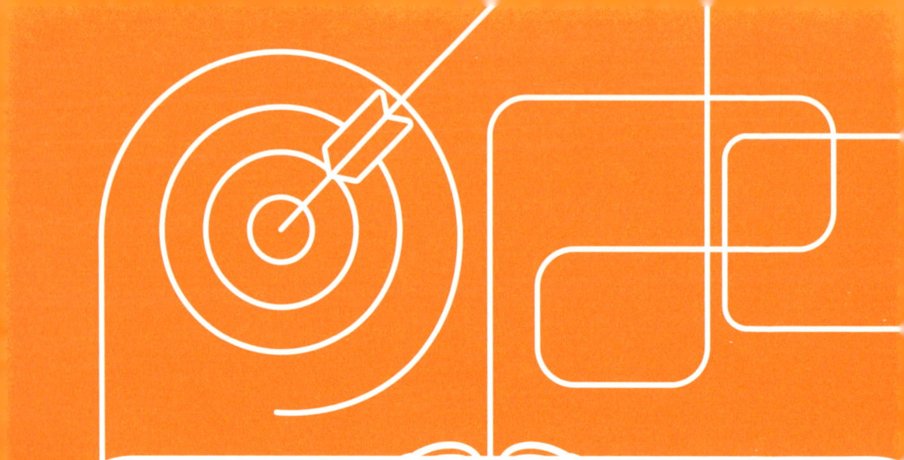

3

DIE NÄCHSTEN WOCHEN BEWEGE ICH MICH …

FÜR MEIN GLÜCKSGEFÜHL

Auf mehrtägigen Fahrradtouren empfinde ich häufig eine Art „kosmisches“ Glück. Es kommt, wenn ich gerade an gar nichts denke, nur in die Pedale trete, einen grünen Berg bewundere, die Kuh am Wegrand rieche, ihre Glocke höre und mir ihre großen Augen folgen. Es ist ein Gefühl der Erfüllung, der Zufriedenheit, ohne darüber nachzudenken, was man (erreicht) hat, wie man ist, welche Ziele oder Sehnsüchte man hat. Dieses Glücksgefühl ist manchmal so stark, dass es mir Tränen der Dankbarkeit in die Augen treibt. In solchen Momenten stehe ich unter „Drogen“. Damit meine ich Dopamin, jenen Botenstoff, der uns Freude und Spaß verspüren lässt. Dopamin regt unser Belohnungssystem an, sodass wir Genuss empfinden. Die Evolution hat es uns wahrscheinlich gegeben, damit wir die Dinge, die für das Überleben der Spezies wichtig sind, also Essen und Sex, freiwillig und ohne Überwindung tun. Wir empfinden beim Anblick unserer Lieblingsspeise Genuss und Vorfreude, und wir müssen uns nicht zum Flirten zwingen, wenn es die Vorstufe zu einer möglichen „Paarung" darstellt. Die Evolution hat sich wohl etwas dabei überlegt.

Nun hat sie uns aber ein zusätzliches Geschenk gemacht: Dopamin kommt nicht nur über Essen und Liebe zustande, sondern auch, wenn wir uns bewegen. Leider ergibt sich dieser Effekt nicht innerhalb von wenigen Sekunden wie beim Essen und beim Sex! Das wäre ja großartig, und wir wüssten gar nicht, dass es einen inneren Schweinehund gibt. Dopamin über Bewegung müssen wir uns hart erkämpfen, regelmäßig die Ausschüttung dieses Botenstoffes trainieren, damit sie auch spürbar ist. Bewegung hat dafür einen nachhaltigen zusätzlichen Effekt: Sie reduziert den oxidativen Stress – also die Alterung der Zellen – und schützt die Nervenzellen (Neuronen) in jenen Regionen des Gehirns, die Dopamin produzieren. Na dann, auf auf! ➔ KAP. 5 BEWEG DICH!

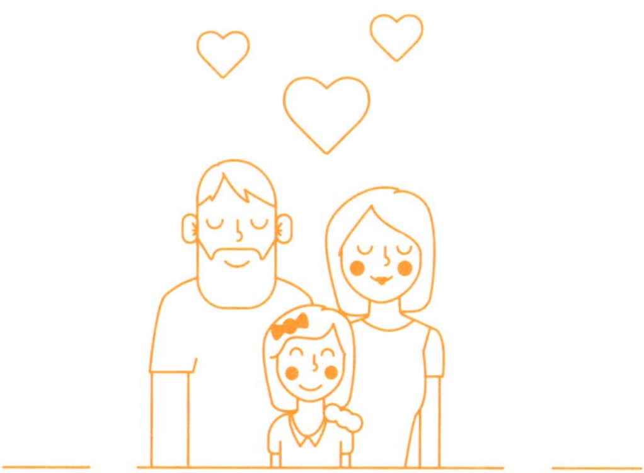

WOCHE 9

VON ………… BIS …………

YOGA UND GLÜCK

In westlichen Ländern praktizieren derzeit viele Menschen Yoga und fühlen sich sehr wohl dabei. Tut diese Art der Bewegung, die mitunter auch schweißtreibend sein kann, dem Gehirn ähnlich gut wie das Laufen? Wie bereits erwähnt, führen nur Tierexperimente zu verlässlichen Forschungsergebnissen. Nun kann man aber keiner Maus Yoga beibringen, weswegen es dazu auch keine Daten gibt. Publikationen in seriösen wissenschaftlichen Datenbanken belegen bislang keinen eindeutigen Zusammenhang zwischen Yoga und Dopaminausschüttung. Ich bleibe dran und berichte darüber, sobald die Forschungslage klarer ist.

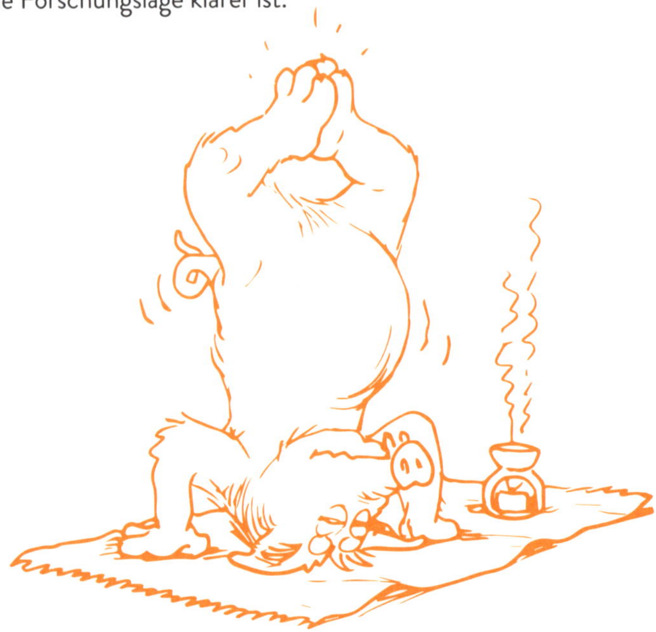

bewegdichunddeingehirnsagtdanke
Wenn ich mich bewege und im Kopf toll fühle, benutze ich dieses Hashtag.

TIPP

MUSIKDOPING

Wenn Menschen Bewegung machen, haben sie oft Musik im Ohr, ich übrigens auch: beim Laufen, beim Rad- und Skifahren. Natürlich ist es auch schön, dem Zwitschern der Vögel zuzuhören – oder einfach nur der Stille. Aber warum empfinden die meisten von uns das Bedürfnis nach der Lieblingsmusik, ausgerechnet bei Tätigkeiten, die uns schwerfallen, z. B. beim Laufen oder beim Lernen? Weil jene Musik, die uns gefällt, nachweislich zur Ausschüttung von Dopamin führt – allein schon die Vorfreude darauf.[3]

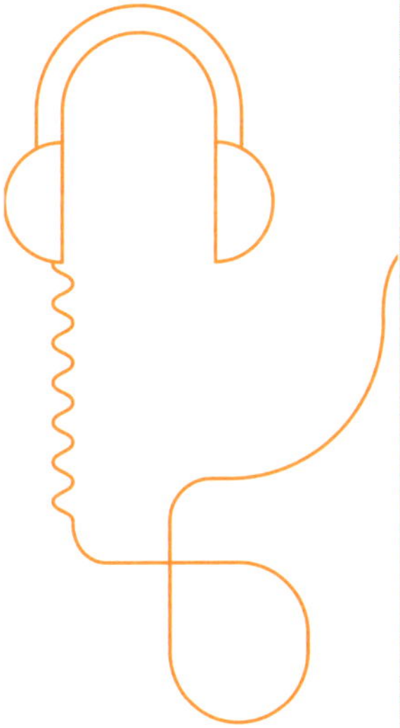

MEHR FREUDE AM LAUFEN

1. Anziehen.
2. Kopfhörer aufsetzen und Musik einschalten.
3. Langsam loslegen und nur an die Musik denken, nicht an den inneren Schweinehund. ;-)

[Vergiss bitte nicht zu posten ;-)
Wir freuen uns, wenn wir gemeinsam des Weges gehen!]

MEINE BEWEGUNG

	AKTIVITÄT	DAUER
MO		
DI		
MI		
DO		
FR		
SA		
SO		

ZUFRIEDEN?

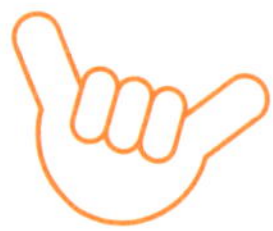

MEIN POWERSONG

Welcher ist das derzeit?

....

....

Nächstes Mal am Anfang deiner Aktivität Powersong starten ... Dann geht alles wie von selbst. ;-)

WOCHE 10

VON ………………… BIS …………………

SPORT UND CHARAKTER

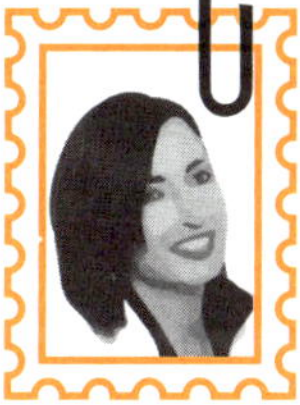

In meiner Jugend war ich in einer Laufmannschaft: Jedes Wochenende hatten wir im Sommer einen Volkslauf. Trainiert haben wir im Winter immer auf Ausdauer, ob Langlaufen oder Schwimmen; auch Muskelaufbau stand fast täglich auf dem Programm. Ich weiß nicht, wo ich die Motivation her hatte, jeden Tag nach der Schule, im Winter, als es schon dunkel war, um 17 Uhr noch ins Training zu gehen. Ich weiß aber noch ganz genau, wie eisig sich das Wasser im Schwimmbad anfühlte, wenn ich hineinstieg.

Sehr gut kann ich mich auch noch an die Sommertrainings erinnern, an die Straßen und Trails, die wir liefen, und wie schlecht mir nach manchen atemlosen (anaeroben) Trainingseinheiten war: Ich hätte mich übergeben können. Unser Trainer, ein pensionierter Boxer, der seine Karriere in Frankreich gemacht hatte und danach zurück ins Aostatal gekommen war, hatte kein Verständnis für Schwäche. Er trieb uns jeden Berg hinauf, in der größten Sommerhitze bei 30 Grad und in der prallen Sonne. Mit 15 Jahren hörte ich auf, weil ich für die Sportkarriere nicht gut genug war. Zum Glück musste ich mich für die Schule entscheiden. Aber der Sport hat mich für das Leben geprägt, in allen Bereichen: Ich weiß, es geht weiter, selbst wenn die letzten Kraftreserven aufgebraucht sind.

DISZIPLIN

Ein bisschen Disziplin schadet im Leben sicher nicht.
Wie sieht das bei dir aus?

Wie oft hast du dich insgesamt in den letzten
10 Wochen eine Stunde am Stück bewegt? ....

Welche Sportarten machst du? ....

....

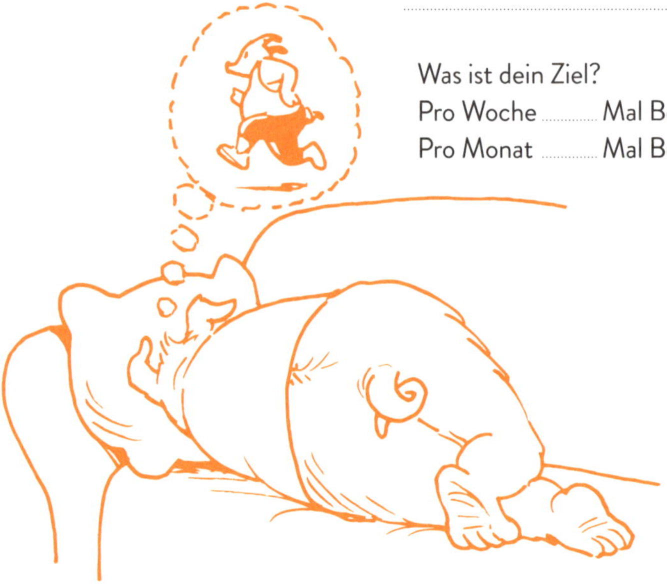

Was ist dein Ziel?
Pro Woche .... Mal Bewegung.
Pro Monat .... Mal Bewegung.

TIPP

WIE ICH ES MACHE

Selbst wenn ich guter Dinge bin, kommt mir manchmal etwas dazwischen und mein Nachmittagsläufchen ist beim Teufel. Dann ist es meistens zu spät, um noch laufen zu gehen. Während ich zu Hause auf dem Laufband lediglich spazieren gehe, rufe ich jene Menschen an, denen ich schon lange einen Anruf schulde.

MEINE BEWEGUNG		
	AKTIVITÄT	DAUER
MO		
DI		
MI		
DO		
FR		
SA		
SO		

ZUFRIEDEN?

#BEWEGDICHUNDDEINGEHIRNSAGTDANKE

Während ich rede und erzähle, vergesse ich, dass ich mich zugleich bewege. Nicht top, aber die Devise lautet: „Wenig ist besser als gar nichts." Und wenn ich tratschen kann, muss ich auch gehen können. Mancher Abend ist dadurch sehr sportlich geworden. Wir konnten gar nicht mehr aufhören zu telefonieren. Ja, auch Radfahren im Zimmer geht wunderbar!

WOCHE 11

VON .... BIS ....

DIE POWER DER DÜFTE

Gerade im Winter habe ich einen zusätzlichen Motivationsfaktor, mit dem ich mich bei Niedrigtemperaturen an die frische Luft komplimentiere: die anschließende heiße Dusche mit einem wunderbar duftenden Duschgel. Davon habe ich mehrere und verwende sie nach Tagesverfassung. Ich liebe Frangipani, aber auch die typischen Mädchendüfte wie Vanille, Erdbeere und Mango. Kostenpunkt 1 Euro, und die Welt ist schon wieder in Ordnung nach der Kälte draußen. Das gilt natürlich auch für die Badewanne: Nach dem Langlaufen im Winter freue ich mich so richtig auf meine Badezusätze mit Zimt oder Latschenkiefer, wenn die Oberarme wehtun ... mhhh, herrlich! Warum funktionieren Düfte zur Motivation?[4] Weil unser Riechsystem mit den Mandelkernen, welche die Emotion steuern, eng verbunden ist.[5] Ist die Emotion zum Geruch positiv, wird Dopamin ausgeschüttet und wir erfreuen[6] uns am Duft.

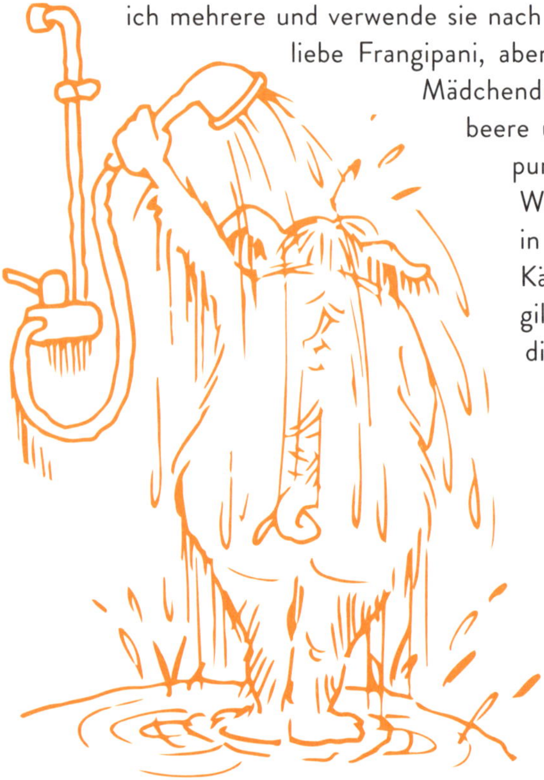

WAS IST DEIN LIEBLINGSDUFT?

Kannst du dir vorstellen, dass dir dieser Duft nach der Bewegung guttut?

....

....

„ES IST ZU KALT …“ KEINE AUSREDEN!

TIPP

Eigentlich liebe ich es, mich in der Kälte zu bewegen; bis minus 25 Grad Celsius bin ich schon gelaufen, mit Mundschutz versteht sich. Die Hitze setzt mir eher zu. Obwohl unsere Winter milder als früher geworden sind, gibt es noch genug graue und kalte Tage, an denen man sich am liebsten einpuppen möchte.
Hier meine Empfehlung:

UND DU?

1. Warme Leggings, sehr warme Überjacke, Fleeceschal, Mütze, Handschuhe (bitte nicht frieren!), aber auch Winterlaufschuhe, die genug Isolierung zum Boden bieten und wasserfest sind. ☐

2. Lieblingsmusik. ☐

3. Langsam loslegen, dranbleiben, wenn notwendig, ein kurzes Päuschen einlegen. ☐

4. Post machen mit: #bewegdichunddeinegehirnsagtdanke ;-) ☐

5. Vorfreude auf die heiße Dusche aufkommen lassen. ☐

MEINE BEWEGUNG

	AKTIVITÄT	DAUER
MO		
DI		
MI		
DO		
FR		
SA		
SO		

ZUFRIEDEN?

MEIN ZIEL FÜR DIESE WOCHE

....

....

....

....

HAST DU ES ERREICHT?

JA NEIN

WOCHE 12

VON .... BIS ....

SEX UND GLÜCK

Dass uns Sex glücklich macht, muss uns ja nicht die Neurowissenschaft sagen. Was sie aber tun kann, ist zu erklären, warum. Morten Kringelbach, der Papst der Genussforschung, hat herausgefunden, dass Nahrungs- und Sexgenuss dieselben Netzwerke der Belohnung im Gehirn benutzen.[7] Dabei spielt Dopamin ebenfalls eine große Rolle – wie nicht anders zu erwarten. Dass wir uns für die tägliche Dopaminausschüttung lieber dem Essen und der Zärtlichkeit widmen als einem Läufchen in Ehren oder einer Radtour, ist auch verständlich. Dennoch reicht das nicht aus: Unser Körper, aber auch unser Gehirn braucht Bewegung, denn es geht nicht nur um Dopamin! ;-)

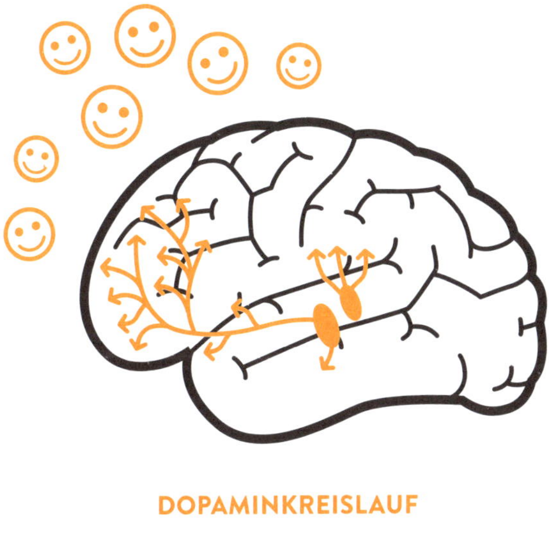

DOPAMINKREISLAUF

#BEWEGDICHUNDDEINGEHIRNSAGTDANKE

SCHRITTZÄHLER UND DIVERSE TRACKING-APPS

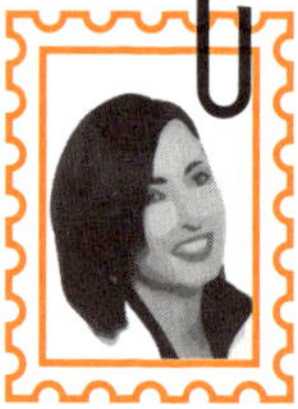

Ich habe keinen Schrittzähler, zeichne aber jede Sportart mit einer dazu passenden App auf. Es motiviert mich zu sehen, wie viele Kilometer ich in einem Monat gelaufen oder wie weit ich mit meinem Fahrrad gefahren bin. Auch beim Skifahren mache ich das und nehme jede Saison an einem virtuellen Cup teil, bei dem ca. 70.000 Personen weltweit mitmachen. Die letzten drei Saisonen habe ich immer eine Platzierung unter den ersten 30 (gemischtes Ranking) geschafft, letztes Jahr sogar Rennski gewonnen. Irgendwo ist in mir dieser alte Sportlerehrgeiz drin. Ich muss im Wettbewerb stehen, dann macht mir das Sporteln mehr Spaß. Kindliche Prägung halt! Aber grundsätzlich bewege ich mich nicht für die Statistik, sondern mache das für mich und in erster Linie für mein Gehirn.

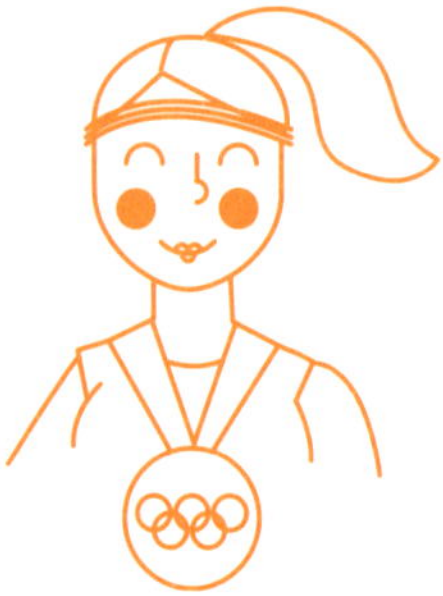

HAST DU EINEN SCHRITTZÄHLER?

JA NEIN

Er zeichnet jeden Schritt auf, wenn du das möchtest. Ab 10.000 Schritten am Tag ist die Menge an Bewegung in Ordnung.

Vergiss bitte nicht zu posten ;-)
Wir freuen uns, wenn wir gemeinsam des Weges gehen!

MEINE BEWEGUNG

	AKTIVITÄT	DAUER
MO		
DI		
MI		
DO		
FR		
SA		
SO		

ZUFRIEDEN?

Das ist gut gelaufen:

Das nehme ich mir vor:

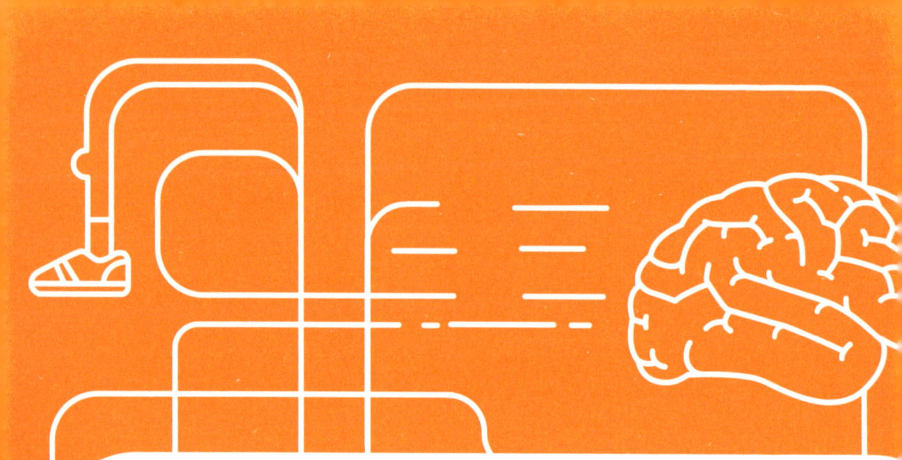

4

DIE NÄCHSTEN WOCHEN BEWEGE ICH MICH …

FÜR MEINE NERVENZELLEN

Im Hippocampus, in unserem Seepferdchen, passiert etwas Großartiges: die Neurogenese. Das Wort bedeutet „Entstehung neuer Neuronen“, also neuer Nervenzellen. Jeder weiß, dass sich das Gehirn während der Entwicklung im Mutterleib bildet und Neuronen entstehen. Dass aber der Hippocampus jeden Tag unseres Lebens neue Zellen produziert, lässt noch heute viele staunen. Warum passiert das?

Nehmen wir an, wir lernen eine Fremdsprache. Nach kurzer Zeit werden die Zellverbände in unserer Sprachregion Verstärkung brauchen, um die hereinkommende Information optimal verarbeiten und speichern zu können. Signale aus dieser Region regen den

Hippocampus zur verstärkten Produktion neuer Stammzellen an, welche in die Sprachregion „wandern". Erst dort werden sie zu Neuronen, die auf diese Aufgabe – Sprache – spezialisiert sind.

Nicht nur Kinder brauchen ständig Nachschub an Neuronen, weil sie jeden Tag Neues lernen, sondern auch Erwachsene und besonders ältere Menschen. Im Laufe des Lebens gehen Gehirnzellen kaputt, wenn wir z. B. zu viel Alkohol trinken, zu wenig schlafen, wenn wir eine Verletzung im Gehirn erleiden und – natürlich – wenn wir altern. Neue Neuronen sind das Material, mit dem das Gehirn repariert und instand gehalten wird, vergleichbar mit neuen Ziegeln für ein Haus, das in die Jahre gekommen ist. Die Neurogenese können wir mit Bewegung wunderbar anregen. Jeden Tag verlassen den Hippocampus neue Stammzellen, um dorthin zu „wandern", wo sie abgerufen werden, etwa wo gelernt wird oder Zellen kaputtgegangen sind, weil wir ein Glas Wein zu viel genossen haben.

➔ KAP. 2 BEWEG DICH!

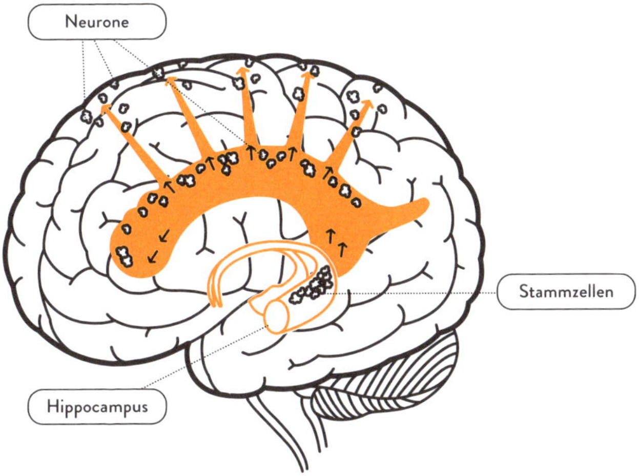

NEUROGENESE

WOCHE 13

VON .... BIS ....

NEUROGENESE UND FASTEN

Fasten ist in den letzten Jahren sehr populär geworden, und jene, die es geschafft haben, schwärmen nicht nur von den Auswirkungen auf den Körper, sondern auch auf den Geist. Obwohl die Forschungslandschaft diesbezüglich nicht üppig ist, gibt es interessante Hinweise auf die Effekte von Intervallfasten auf die Neurogenese. Sie kann tatsächlich durch Verzicht auf das Essen angeregt werden.[8] Fasten ist überhaupt ein Jungbrunnen für alle Zellen im Körper. Es hat antioxidative Wirkung. Die Mitochondrien, sozusagen die Kraftzentralen der Zelle, die mit der Zeit verschleißen und zur Veränderung der Zelle – zu ihrer Oxidation – führen, erholen sich während des Fastens.[9] Danach funktioniert die Zelle besser, so wie ein Auto nach einem Jahresservice.

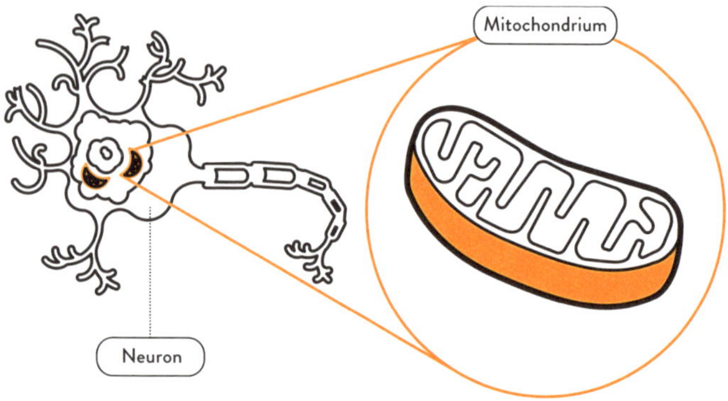

FASTEN ODER BEWEGUNG FÜR DIE NEUROGENESE?

Ich habe noch nie gefastet, würde es aber gerne einmal ausprobieren. Ob ich es schaffe? Zugegeben, das weiß ich derzeit noch nicht. Und was machst du lieber, um deine Neurogenese anzukurbeln?

REGELMÄSSIGE BEWEGUNG	FASTEN

MEINE BEWEGUNG

	AKTIVITÄT	DAUER
MO		
DI		
MI		
DO		
FR		
SA		
SO		

ZUFRIEDEN?

MEIN ZIEL FÜR DIESE WOCHE

HAST DU ES ERREICHT?

JA NEIN

#NOSUGARDRINKS

DAS LECKERSTE GETRÄNK OHNE ZUGESETZTEN ZUCKER: FRÜCHTEWASSER

REZEPT

Mixer zu 1/4 mit Himbeeren oder Brombeeren (auch tiefgefroren) füllen.

Frische Minze/Melisse, ungespritzte Zitronenschale und Saft einer halben Zitrone hinzufügen.

Mit Wasser auffüllen und mixen.
Das ist kein Smoothie, sondern ein Wassergetränk mit natürlichen Aromen und echten Vitaminen.

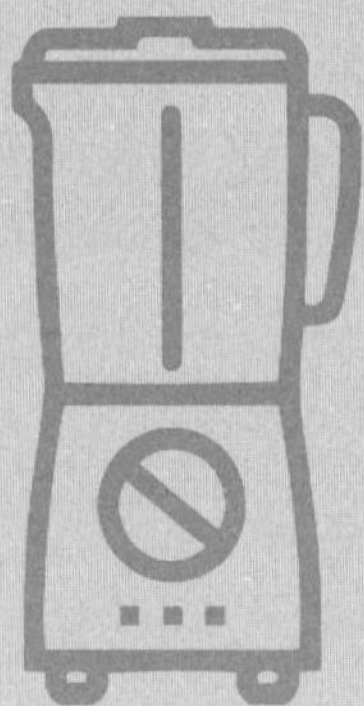

#

nosugardrinks

Manche Monate im Jahr muss ich ohne Himbeeren auskommen. Da presse ich eine Zitrone oder eine Orange ins Leitungswasser: Es schmeckt gut und tutgut.

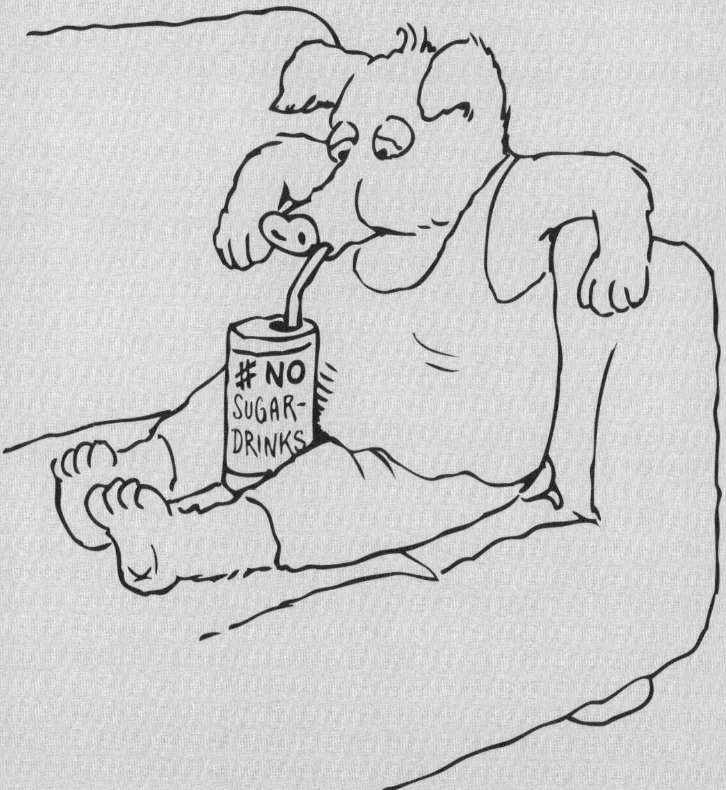

[Vergiss bitte nicht zu posten ;-)
Wir freuen uns, wenn wir gemeinsam des Weges gehen!]

WOCHE 14

VON .... BIS ....

LERNEN EIN LEBEN LANG

Es ist schon großartig, dass wir über die Neurogenese verfügen. Es macht somit nichts aus, da und dort ein paar Neuronen zu verlieren, auch bewusst, indem wir ein Glas Wein trinken. Es werden ja laufend neue „produziert". Allerdings müssen die Stammzellen abgerufen werden, denn sonst „vergammeln" sie im Hippocampus und sind nach 3 bis 4 Wochen verloren – sie gehen wegen Nichtbenutzung einfach ein, so wie die Ziegelpakete in der Ziegelfabrik nicht im Lager bleiben, sondern dorthin transportiert werden, wo der Hausbau im Gang ist. Idealerweise lernen wir ständig etwas Neues, bei dem wir uns richtig anstrengen müssen. Zeitunglesen und Sudoku sind zu wenig. Das Erlernen einer Fremdsprache oder eines Musikinstruments hält das Gehirn nachweislich auf Trab und setzt somit auch die Stammzellen aus der Neurogenese sinnvoll ein. So bleibt unsere „Hardware", also unser Gehirn, stabil und funktionsfähig. ➔ **KAP. 6** BEWEG DICH!

Notizen

SO IST EIN NEURON AUFGEBAUT

Nervenzellen weisen eine Besonderheit auf: Sie haben Fortsätze. Der längere Fortsatz, das Axon, überträgt die Information von der Zelle nach außen. Es ist sozusagen ihr „Sprechorgan". Die kürzeren Fortsätze hingegen empfangen die Information, die von anderen Zellen kommt, und heißen Dendriten, abgeleitet vom altgriechischen Wort déndron für „Baum". In der Tat sehen die Dendriten ein bisschen aus wie Bäumchen, die rund um den Zellkörper wachsen. ➔ **KAP. 1** BEWEG DICH!

FÜGE BITTE DIE BEZEICHNUNGEN EIN!

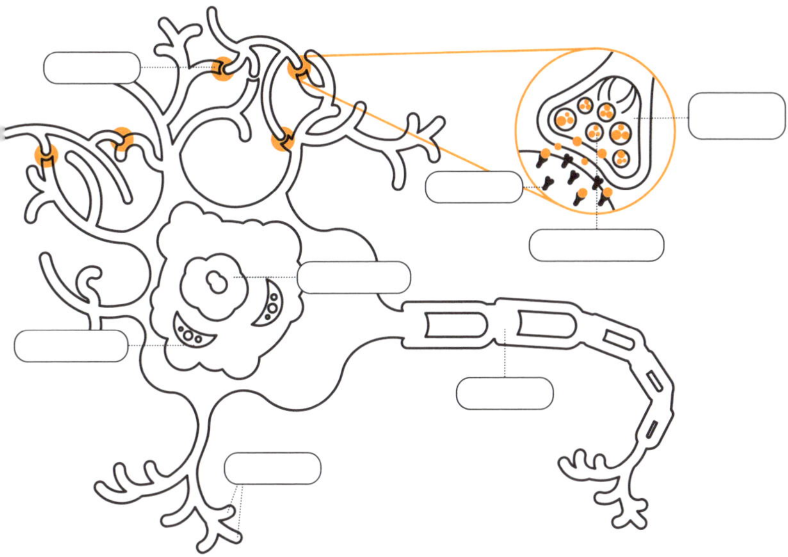

➔ **DIE LÖSUNG DAZU FINDEST DU IM KAPITEL 1** BEWEG DICH!

#NOSUGARDRINKS

JEDEM SEINE NEURONEN

Und du? Inwiefern lässt du deine neuen Neuronen nach dem Sport nicht verkümmern? Sorgst du dafür, dass sie eine Beschäftigung finden und sich nicht wieder verabschieden? Was lernst du Neues?

....

....

MEINE BEWEGUNG

	AKTIVITÄT	DAUER
MO		
DI		
MI		
DO		
FR		
SA		
SO		

ZUFRIEDEN?

WOCHE 15

VON .... BIS ....

DER MODERNE TEUFELSKREIS: MEHR GEWICHT – WENIGER BEWEGUNG

Warum unterhalten wir uns so oft über Ernährung? Weil viele von uns täglich mit dem Gewicht kämpfen. Übergewicht vernichtet die Motivation zur Bewegung: Sie ist beschwerlich, macht keinen Spaß und ist in manchen Fällen sogar schmerzhaft, wenn die überflüssigen Kilos beispielsweise den Knien zusetzen. Es ist ein Teufelskreis: mehr Gewicht, weniger Bewegung, noch mehr Gewicht. Hinzu kommt, dass bei Übergewicht in jenen Gehirnregionen, die für Bewegung zuständig sind, ein Schaden entsteht. Ihre Netzwerke werden schwächer[10], die Verbindungen lösen sich auf, und man wird weniger beweglich. Deswegen ist die Gewichtsreduktion wichtig – nicht aus ästhetischen Gründen, sondern um Bewegung möglich zu machen und somit unser Gehirn pflegen zu können.

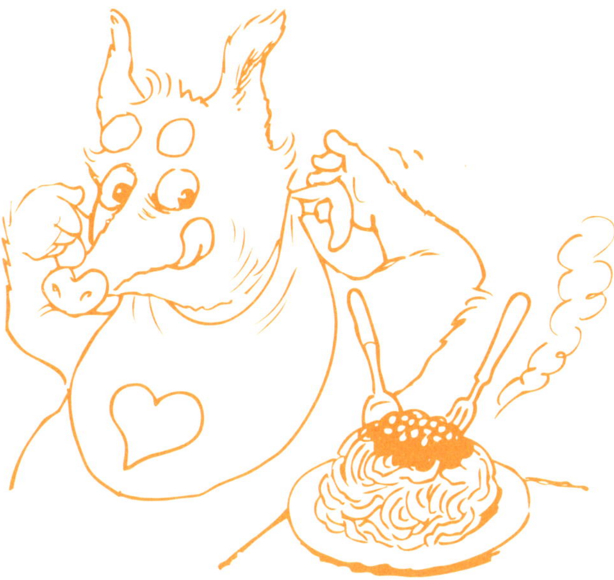

BODY-MASS-INDEX (BMI) UND SEINE BERECHNUNG

Auf den Webseiten mancher Krankenkassen ist ein BMI-Rechner, online geht es ganz einfach! Sonst kannst du mit dieser Formel deinen BMI selbst berechnen.

$$\text{BMI} = \frac{\text{Körpergewicht}}{\text{Größe (m)}^2}$$

WIE SIEHT ES BEI DIR AUS?

....

....

....

....

BMI-TABELLE

BMI	Kategorie	
<16,0	Starkes Untergewicht	Untergewicht
16,0–17,0	Mäßiges Untergewicht	
17,0–18,5	Leichtes Untergewicht	
18,5–25,0	Normalgewicht	Normalgewicht
25,0–30,0	Präadipositas	Übergewicht
30,0–35,0	Adipositas Grad I	Adipositas
35,0–40,0	Adipositas Grad II	
≥ 40,0	Adipositas Grad III	

MEINE BEWEGUNG

	AKTIVITÄT	DAUER
MO		
DI		
MI		
DO		
FR		
SA		
SO		

ZUFRIEDEN?

MEIN ZIEL FÜR DIESE WOCHE

HAST DU ES ERREICHT?

JA NEIN

#NOSUGARDRINKS

WOCHE 16

VON .... BIS ....

SEX UND NEUROGENESE

An Tierexperimenten ;-) konnte man beweisen, dass Sex die Neurogenese anregt. Drei Gruppen männlicher Ratten wurden zwei Wochen lang beobachtet. Die erste wurde gar nicht zum Weibchen gelassen, die zweite durfte ein einziges Mal auf das Weibchen treffen, und die dritte durfte sich so oft vergnügen, wie sie wollte. Wie erwartet wies die dritte Gruppe verstärkte Neurogenese auf und auch vermehrte Arborisierung, also Wachstum der Dendriten. Schön wäre es, wenn Sex allein ausreichte! Hinzu kommt, dass unser gestresstes Leben auch die Häufigkeit dieser „Wohltat" senkt ...

➔ KAP. 3 BEWEG DICH !

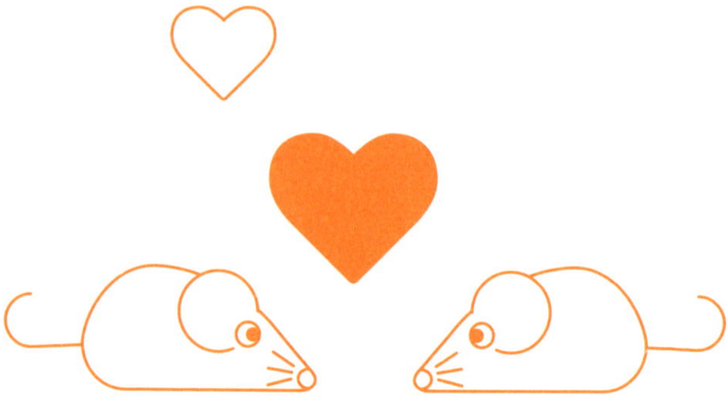

Notizen

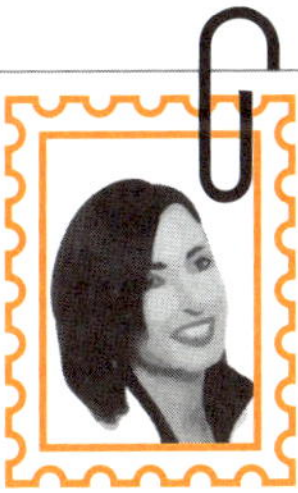

SO MOTIVIERE ICH MICH: MIND WANDERING

Manchmal – nach einem langen Tag – schaffe ich es doch, meine Laufschuhe zu schnüren und hinauszugehen. Im Wissen, dass es anstrengend sein wird, hole ich mir für die Anfangsphase schöne Gedanken, z. B. das schönste Naturerlebnis der letzten Wochen, und lasse Revue passieren, wie toll es war, im Tiefschnee den Berg hinunterzugleiten, wie auf Watte. Manchmal sind es Menschen, die mich die Anstrengung vergessen lassen, insbesondere die Kinder meiner Freunde, die auf meinem Schoß sitzend mit mir einen Dinosaurier zeichnen ... Und ja, dann komme ich hinein in meinen Rhythmus und laufe für mein Gehirn, ohne weiterzudenken, ohne die Müdigkeit nach dem langen Tag zu verspüren – wohl wissend, dass ich mir etwas Gutes damit tue.

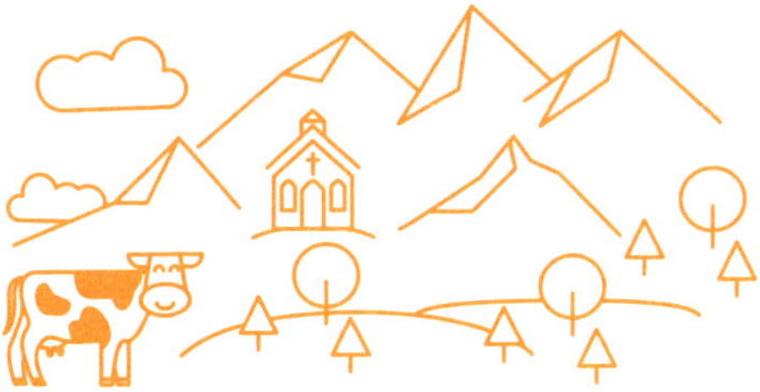

WELCHE SCHÖNEN BILDER KANNST DU DIR WÄHREND EINER ANSTRENGUNG HOLEN?

MEINE BEWEGUNG

	AKTIVITÄT	DAUER
MO		
DI		
MI		
DO		
FR		
SA		
SO		

ZUFRIEDEN?

WOCHE 17

VON .... BIS ....

ÜBERGEWICHT UND GEHIRNMASSE

Ganz ehrlich: Auch wenn wir ein paar Kilo zu viel haben, sollten wir aufhören, ständig unsere Figur an den Pranger zu stellen. Schließlich hat auch alles seinen Grund. Durch Stress oder eine Schwangerschaft haben wir an Gewicht zugelegt oder wir kommen vor lauter Arbeit zu keinem Sport mehr. Wir sind schön, so wie wir sind – und Punkt! Schluss mit diesem Wahn der Hochglanzmagazine und auch der Social Media. Influencer & Co. machen uns das Leben schwerer, als es ist. Dennoch müssen wir bedenken, dass Studien an Mäusen einen Zusammenhang zwischen Übergewicht und progressivem Verlust von Gehirnmasse belegen. Dies ist möglicherweise auf Mikroentzündungen zurückzuführen, die das Fettgewebe im Gehirn hervorruft. ➔ **KAP. 5** BEWEG DICH!

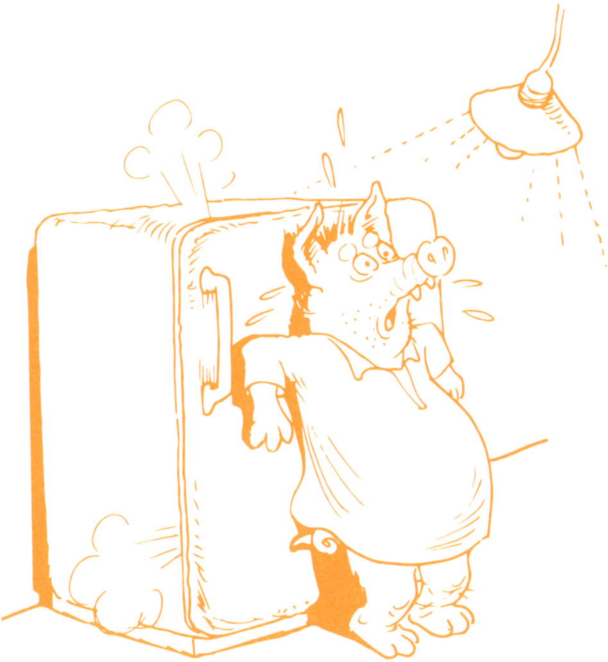

#NOSUGARDRINKS

EIGENE LEBENSMITTEL IM GARTEN?

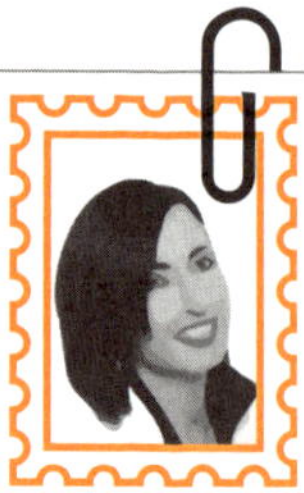

Ich habe bäuerliche Wurzeln. Meine Oma Irene hat mir beigebracht, dass die Scholle etwas für unseren Tisch abwerfen muss. Sie war keine Freundin von Blumen, die man nur anschaut, die nur Arbeit machen und Platz im Garten verschwenden, ohne etwas Essbares zu liefern. So denke ich auch. Als ich vor etwa 20 Jahren meinen Garten ausschließlich mit Nutzpflanzen anlegte, wurde ich vielerorts belächelt, wenn statt der Zierpflanze der Kürbis am Zaun wuchs. Die Zeit hat mir aber recht gegeben: Nicht nur meine Tiefkühler sind für den ganzen Winter voll, ich versorge außerdem ein paar Familien im nächsten Freundeskreis mittlerweile mit meinen Beeren. Heute spricht man von „urban gardening“ – na ja, Oma Irene hat halt „giardino“ gesagt . ;-)

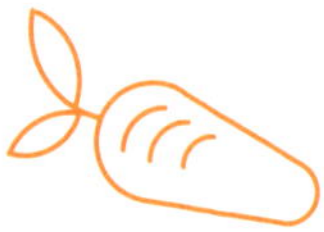

KLEINE VERZICHTSERKLÄRUNG AUS LIEBE ZU UNSEREM GEHIRN

Wir können nicht gleich auf alles verzichten, aber sehr wohl auf gewisse Dinge, die uns nur Kalorien bringen und möglicherweise auch schädlich für unseren Körper sind:

- ✔ Snacks zwischendurch
- ✔ Zuckerlimonaden
- ✔ Naschzeug (Schokolade, Bonbons, Fruchtgummis usw.)

HABE ICH ETWAS VERGESSEN? ;-)

MEINE BEWEGUNG

	AKTIVITÄT	DAUER
MO		
DI		
MI		
DO		
FR		
SA		
SO		

ZUFRIEDEN?

Das ist gut gelaufen:

Das nehme ich mir vor:

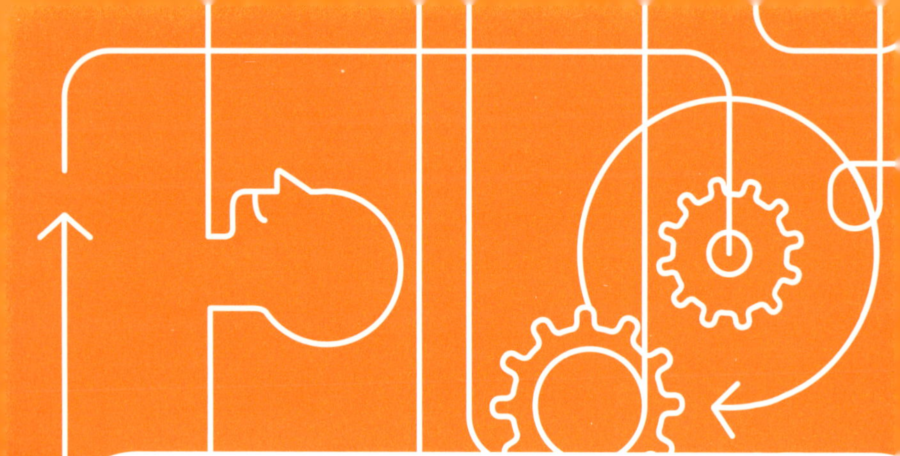

5

DIE NÄCHSTEN WOCHEN BEWEGE ICH MICH …

FÜR MEINEN NERVENWACHSTUMSFAKTO

Eine der Wundersubstanzen in unserem Gehirn ist der Nervenwachstumsfaktor, im Englischen Brain-Derived Neurotrophic Factor (BDNF) genannt, was so viel wie „vom Gehirn selbst produzierter Faktor“ bedeutet. Seine Funktion besteht darin, starke Neuronen zu nähren – interessanterweise –, sie noch stärker zu machen, ihre Fortsätze wachsen zu lassen, kurzum als Dünger für sie zu fungieren. Der BDNF ist nicht dazu da, schwache Neuronen aufzupäppeln, und gerade diese Eigenschaft macht ihn so interessant. Wir vergegenwärtigen uns, dass im Zuge der Neurogenese Gehirnstammzellen entstehen, also Zellen mit einer Grundausstattung, die bei allen gleich ist. Sie können aber ihren Job etwa als Sprach- oder Gedächtniszellen nicht machen, weil sie noch nicht „ausgebildet“ sind. Nach ihrer Wanderung durch das Gehirn zu jener Stelle, wo sie abgerufen wurden – beispielsweise in den Sprachregionen, weil wir eine neue Sprache lernen, oder im motorischen Streifen, weil wir aktuell für einen Lauf trainieren –, differenzieren sich die Stammzellen und nehmen die Eigenschaften ihrer Nachbarinnen an.

Also wird die junge Stammzelle zur Motorik- oder Sprachzelle ausgebaut und versieht sozusagen ihren Dienst als „Facharbeiterin“ unseres Gehirns. Unter den Stammzellen sind allerdings manche stark und andere schwach. Doch kann das Gehirn keine schwachen Zellen gebrauchen, denn sie würden nicht optimal dafür sorgen, dass wir gut sprechen, psychisch stabil sind oder die richtigen Entscheidungen treffen. Wer möchte denn schon schlechte „Arbeitskräfte“ im Unternehmen haben? Im Gehirn ist es wie beim Hausbau: Entdeckt der Maurer beschädigte Ziegel, baut er sie nicht ein, sondern entsorgt sie. Im Gehirn bekommen die guten, starken Zellen Nervenwachstumsfaktor und somit ihren Job: Die schwachen werden „aussortiert“ und müssen Apoptose begehen – also Selbstmord.

Die Entdeckung des BDNF geht auf die geniale Rita Levi Montalcini zurück, die während des Zweiten Weltkriegs in ihrer Küche Experimente an Kükenembryos durchführte. Für diese großartige Entdeckung hat sie 1986 den Nobelpreis bekommen. ➔ KAP. 6 BEWEG DICH!

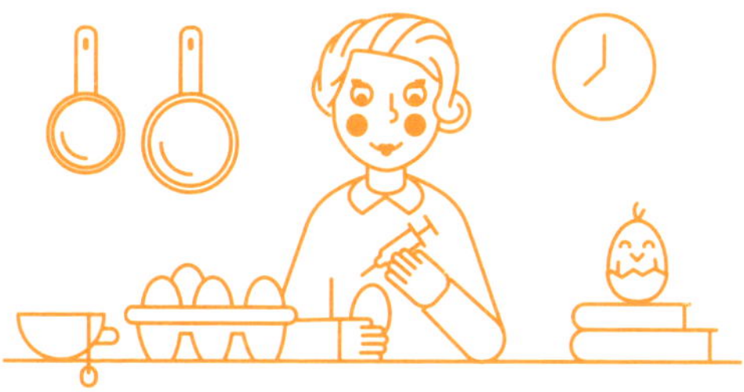

WOCHE 18

VON .... BIS ....

BDNF IN KAPSELN?

Es wäre großartig, wenn wir BDNF in Kapseln einnehmen könnten, sagen manchmal meine Studenten, wenn sie von dessen Existenz erfahren. Ja, wir brauchen jede Menge davon, und der Mangel an BDNF ist bei psychischen Erkrankungen wie Depression und Essstörungen nachgewiesen. Nicht nur negative Umstände des Lebens können zu Depression führen, sondern auch endogene Faktoren, wie ein zu niedriger Spiegel an dieser Substanz, also eine Fehlfunktion des Gehirns, spielen eine Rolle. Regelmäßige Bewegung führt zur verstärkten Ausschüttung von BDNF und reduziert in der Folge die Anfälligkeit für Depression: Sind unsere Gehirnzellen ausreichend gedüngt, ist unsere Psyche stabil, und wir sehen das Glas halb voll und nicht halb leer. Daher keine Kapseln, Schuhe anziehen und raus! Wir machen unseren BDNF selbst – auch ein flotter Spaziergang ist da schon gut.

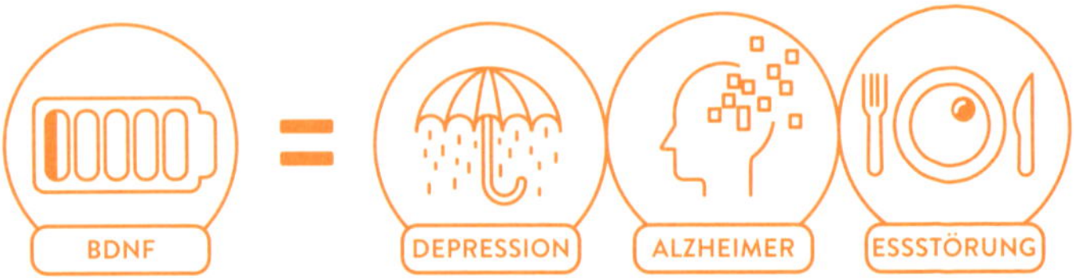

PASTA MIT PESTO – MEIN SPORTELIXIER

Habe ich mein Sportprogramm absolviert, gönne ich mir etwas Leckeres, z. B. einen ordentlichen Teller Nudeln mit meinem selbst gemachten Pesto (➔Rezept S.104) und frisch geriebenem Parmesan. Dazu eine große Schüssel Salat, die ich nur mit Olivenöl und Salz anrichte (kein Dressing). Ich zähle keine Kalorien, das macht mich neurotisch. Mein Motto ist: Ich bewege mich, und ich darf essen. Bewege ich mich wenig oder gar nicht, sollte ich wenig essen. Allerdings: Essen wir über einen längeren Zeitraum zu wenig,

MEINE BEWEGUNG

	AKTIVITÄT	DAUER
MO		
DI		
MI		
DO		
FR		
SA		
SO		

ZUFRIEDEN?

schaltet der Körper auf Sparflamme. Sobald wir uns wieder „normal" ernähren, nehmen wir sofort zu. Am Stoffwechsel sollte man nicht „schrauben": Es besteht die Gefahr, dass er dann aus Luft Kalorien macht. Also: Sich bewegen und dann normal und mit Genuss essen ... so motiviere ich mich auch.

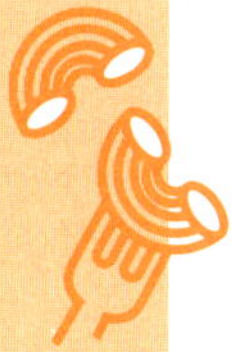

WAS IST DEIN LIEBLINGSESSEN NACH DER BEWEGUNG?

....

WOCHE 19

VON .... BIS ....

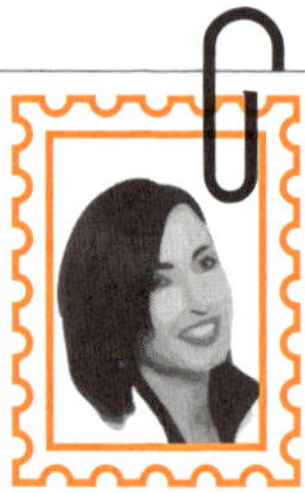

E-BIKE, WARUM?

Ich habe ein stabiles Mountainbike aus Alu mit einem Gepäckträger, an den ich meine Packtaschen hänge, wenn ich auswärts übernachte. Ich setze mich auf mein Fahrrad und radle meine 70 bis 100 Kilometer am Tag, manchmal mit Steigungen, manchmal nur in der Ebene, auf Radwegen, auf Forststraßen, an Flüssen entlang, manchmal die Berge hinauf und wieder hinunter. Die Alpen habe ich auch schon dreimal in Richtung Süden durchquert. Mein Fahrrad ist stabil und stark wie ein Haflinger, mit dem man keine großen Kunststücke machen kann, aber gut vorankommt. Anfang der Saison, wenn ich noch nicht trainiert bin, fahre ich kürzere und flache Strecken. Danach führen mich meine Wochenendtouren weiter oder steiler hinauf. Grundsätzlich absolviere ich kein Trainingsprogramm, ich genieße die Landschaft und bewege mich. Wozu brauche ich da ein E-Bike? Außerdem: Werden wir Millionen Akkus wirklich umweltgerecht entsorgen können?

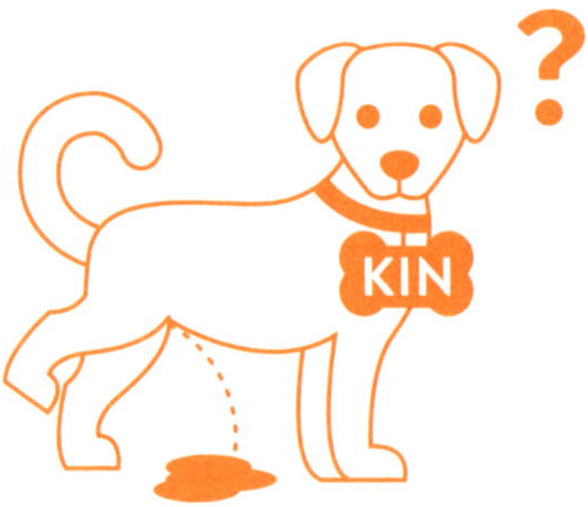

KAMPF DEM KYNURENIN!

Die Bezeichnung „Kynurenin“ kommt aus dem Altgriechischen kýon für „Hund“ und ouron für „Urin“, weil KIN das erste Mal im Urin von Hunden gefunden wurde. Heute bewegen wir uns, um Kynurenin abzubauen!

MEINE BEWEGUNG		
	AKTIVITÄT	DAUER
MO		
DI		
MI		
DO		
FR		
SA		
SO		
ZUFRIEDEN?		

MUSKELN HELFEN GEGEN DEPRESSION

Schwedische Wissenschaftler haben herausgefunden, dass depressive Menschen höhere Werte an Kynurenin (KIN) aufweisen, einer Aminosäure, deren Funktion es auch ist, bei Entzündungen Gefäße zu erweitern. Auf Dauer schadet Kynurenin dem Gehirn. Abhilfe schafft regelmäßige Bewegung. Dadurch entsteht in den Muskeln PGC-1α1, ein besonderes Eiweiß, welches die Produktion des Enzyms KAT bewirkt. KAT kann Kynurenin unschädlich machen: juhuu!

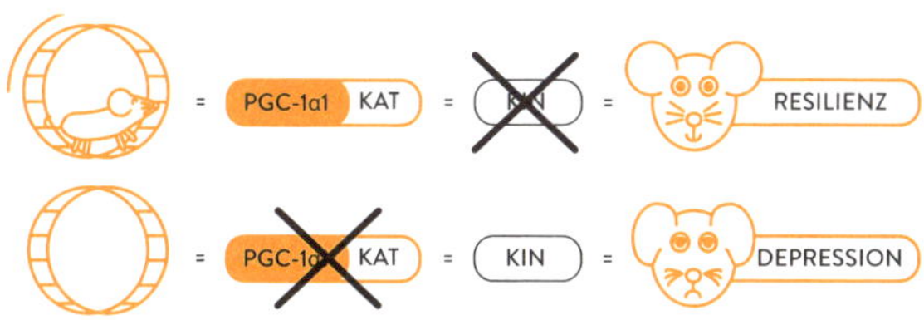

noexcuse

Wir sind stolz, dass wir es geschafft haben, uns bei schlechtem Wetter oder trotz widriger Umstände zu bewegen. Wir teilen das in unseren Social Media mit!

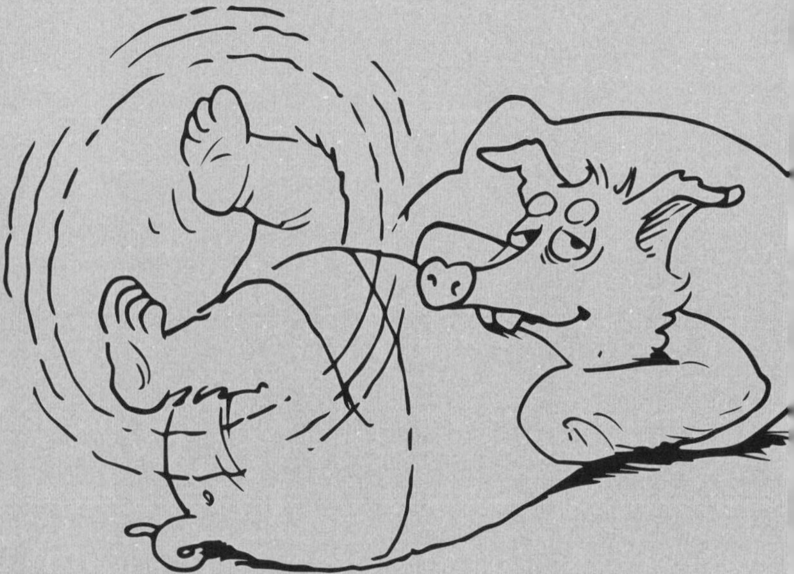

[Vergiss bitte nicht zu posten ;-)
Wir freuen uns, wenn wir gemeinsam des Weges gehen!]

WOCHE 20

VON .... BIS ....

MEDITATION GEGEN STRESS

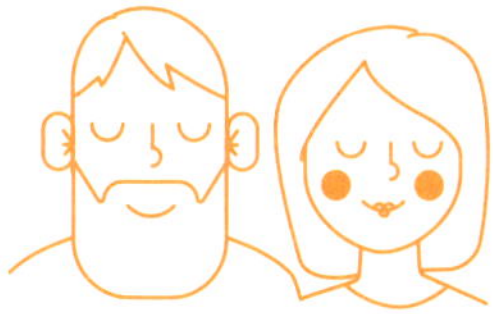

Stress kann ich nicht durch Meditation abbauen. Ich schaffe es nicht, an nichts zu denken, ich gehe lieber laufen, Rad oder Ski fahren. Aber für diejenigen, die es können, ja, Meditation kann nachweislich zum Abbau von Stress beitragen, insbesondere durch Techniken der Achtsamkeitsmeditation (engl. **loving kindness** und **compassion meditation**). Studien haben belegt, dass damit negative Gedanken und Aggression weniger werden. Im Gehirn zeigt sich während der Meditation Aktivität in den Regionen der Emotionsregulierung und der Empathie. Zusammen mit Verhaltenstherapie kann Meditation durchaus therapeutische Wirkung entfalten.[11]

WIE GROSS IST DEIN STRESSPAKET?

Stress ist der größte Feind unserer körperlichen, aber auch psychischen Gesundheit. Die Rede ist nicht von „viel Beschäftigung“, sondern von seelischem Stress, der oftmals mit persönlichen Konflikten, Unzufriedenheit und Fehlkommunikation einhergeht.

Wie groß ist das Stresspaket, das du täglich zu tragen hast?

....

Die ideale Kombination, um Stress zu reduzieren, ist, ja, Bewegung und Meditation.

Schaffst du beides? JA NEIN

Wenn ja, überlege wie, wenn nein, mach eine Liste der Gründe, warum nicht:

....

MEINE BEWEGUNG

	AKTIVITÄT	DAUER
MO		
DI		
MI		
DO		
FR		
SA		
SO		

ZUFRIEDEN?

MEIN ZIEL FÜR DIESE WOCHE

HAST DU ES ERREICHT?

JA NEIN

WOCHE 21

VON .... BIS ....

BEWEGUNG STATT MEDIKAMENTE

Rein neurobiologisch manifestiert sich Depression mit einer Veränderung der Botenstoffe im Gehirn: weniger BDNF, weniger Dopamin (Glückshormon) und Serotonin (Botenstoff, der uns ausgeglichen hält), dafür mehr Cortisol (Stresshormon). Bewegen wir uns, regen wir das Zusammenspiel all dieser Botenstoffe an: mehr von den guten Substanzen und weniger Cortisol. Das System wird instand gehalten – und das nachhaltig. Nehmen wir Medikamente ein, wird die Ausschüttung der einen Substanz angeregt und die der anderen gedrosselt. Hören wir mit der Medikamenteneinnahme auf, ist oftmals wieder alles beim Alten. Mit Tabletten lindern wir Symptome und schaffen Nebenwirkungen: Längerfristig lohnt sich die Instandhaltung mittels Bewegung, obwohl das natürlich anstrengender ist.

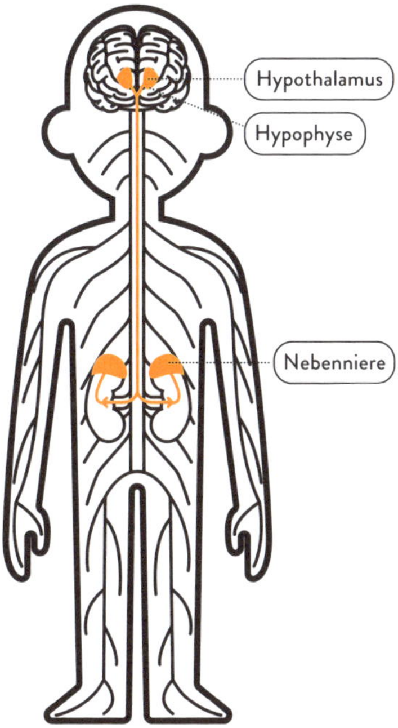

CORTISOLPRODUKTION

#NOEXCUSE

TIPP

STUR WIE EIN ESEL: SO ZÄHMEN WIR DEN INNEREN SCHWEINHUND!

In der Jugend ritt ich gelegentlich auf Pferden, die auszuloten versuchten, wer der Chef von uns beiden war. So wollten sie beim ersten Mal meine Reithilfen, d. h. meine Kommandos, nicht verstehen und taten das von mir Gewünschte nicht. Da half nur, zurück zur Startposition zu gehen und das Ganze zu wiederholen, also nochmals zu fordern, immer und immer wieder. Ich konnte stur wie ein Esel sein, bis mir das Pferd folgte. Heute gibt es Tage, an denen ich meinen inneren Schweinehund behandeln muss wie damals die Pferde: Immer und immer wieder stur wie ein Esel sein – bis zu den Schuhen gehen, dann bis zur Tür, und schon bin ich draußen und ... na ja, dann geht's! ;-)

WIE OFT HAST DU DICH IN DIESEN LETZTEN 4 WOCHEN DURCHSCHNITTLICH BEWEGT?

- ☐ 1× in der Woche
- ☐ 3× in der Woche
- ☐ mehr als 3× in der Woche

1× = Das ist ein bisschen wenig.
3× = Das ist gut.
> 3× = Das ist sehr gut! Achte aber auf die Regeneration, wenn es anstrengend war!

MEINE BEWEGUNG

	AKTIVITÄT	DAUER
MO		
DI		
MI		
DO		
FR		
SA		
SO		

ZUFRIEDEN?

Das ist gut gelaufen:

Das nehme ich mir vor:

#NOEXCUSE

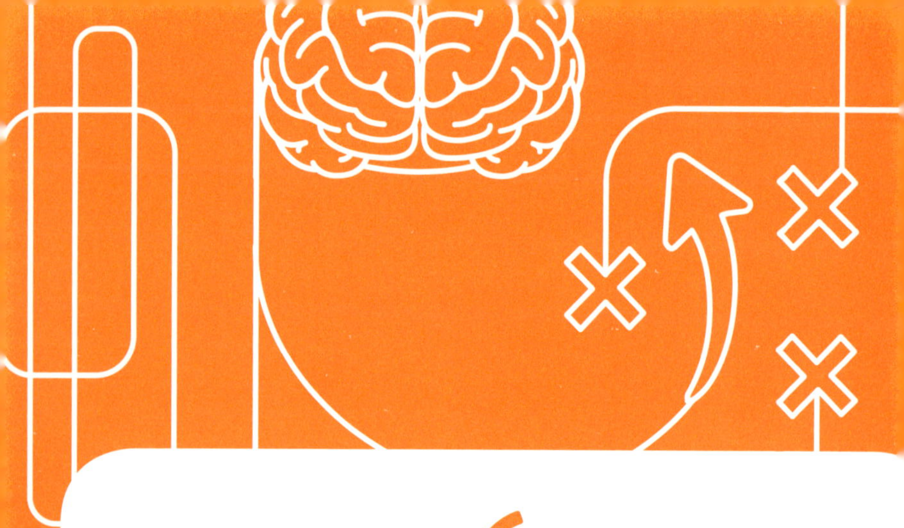

6

DIE NÄCHSTEN WOCHEN BEWEGE ICH MICH …

FÜR MEIN MULTITASKING

Multitasking ist die Fähigkeit, mehrere Informationspakete gleichzeitig zu verarbeiten und sie – abhängig vom Ziel – nach Wichtigkeit zu reihen. Wie kann man sich das vorstellen? Autofahren ist das beste Beispiel dafür. Um mit einem Pkw von A nach B zu fahren, müssen wir gleichzeitig lenken, die Pedale betätigen, den Verkehr vor und hinter uns beobachten, schauen, was sich am Straßenrand abspielt, darauf achten, dass ein Fußgänger gerade außerhalb des Zebrastreifens über die Straße geht und dass 3 Meter vor uns ein Riesenschlagloch ist. Der Gehirnmechanismus, welcher Multitasking ermöglicht, ist die kognitive Kontrolle (auch als exekutive

Kontrolle bezeichnet). Im Vorderhirn angesiedelt wird sie von einem komplexen Netzwerk gesteuert, das mehrere Regionen einschließt.

Vermeintlich tut man beim Autofahren alles gleichzeitig, aber dem ist nicht so. Man verteilt seine Aufmerksamkeit je nach Prioritäten, abhängig vom Ziel. Aus diesem Grund können wir nicht unendlich lang die violette Plastikkuh am Straßenrand bewundern, wenn wir gerade auf einen Zebrastreifen zufahren. Die sonderbare Kuh wird zugunsten der Fußgänger hintangestellt, und die Aufmerksamkeit gilt den Menschen, die gerade die Straße überqueren. Die kognitive Kontrolle ist im Alltag äußerst wichtig, denn sie ermöglicht uns, gekonnt mit der Umgebung zu interagieren, auch in unserem Beruf.

KAP. 4 BEWEG DICH!

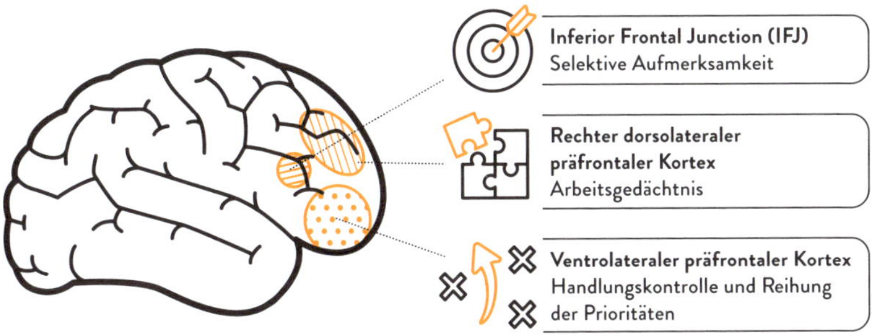

KOGNITIVE KONTROLLE

WOCHE 22

VON .... BIS ....

BEWEGUNG – UNSERE VERBÜNDETE

Zwischen dem 40. und dem 50. Lebensjahr (Durchschnittsmensch, keine statistischen Ausreißer) merken wir, dass unsere kognitive Kontrolle schwächelt. Da hilft es tatsächlich, für Bewegung einen Platz in unserem Leben zu schaffen, nicht schnell eine Runde mit dem E-Bike zu fahren, nein, das sollten wir schon ernst nehmen. In einer kürzlich in Deutschland durchgeführten Studie trainierten Teilnehmer, die sich zuvor nicht sportlich betätigt hatten, sechs Monate auf einen Halbmarathon – drei Tage in der Woche, 90 Minuten lang. Die Herz-Kreislauf-Werte wurden selbstverständlich verbessert, aber nicht nur das. Die Probanden erreichten bessere Resultate in Tests, die die kognitive Kontrolle bestimmen, wie der Flanker-Test ➔ **KAP. 4** BEWEG DICH!. Die Aktivität in Regionen der kognitiven Kontrolle änderte sich auch. Die Autoren der Studie, in der namhaften Zeitschrift „Nature“ erschienen[12], führen die positiven Veränderungen in der Struktur des Vorderhirns auf das Training zurück. Aber auch ein flotter Spaziergang ist da schon gut!

ICH WILL MICH UNBEDINGT BEWEGEN – BEISPIEL LAUFEN

TIPP

Hier eine Checkliste:

1. Ausrüstung besorgen (passendes Schuhwerk und Kleidung).
2. Klein anfangen, einfach nur spazieren gehen.
3. In zügigem Tempo spazieren gehen und die Strecke verlängern.
4. Ein Lauftraining buchen oder einer Laufgruppe beitreten.
5. Regelmäßig trainieren, bis sich das Wohlgefühl einstellt.

MEINE BEWEGUNG

	AKTIVITÄT	DAUER
MO		
DI		
MI		
DO		
FR		
SA		
SO		

ZUFRIEDEN?

MEIN ZIEL FÜR DIESE WOCHE

HAST DU ES ERREICHT?

JA NEIN

#SIMPLYENJOYING

AUFGABEN MACHEN UND GLEICHZEITIG MUSIK HÖREN

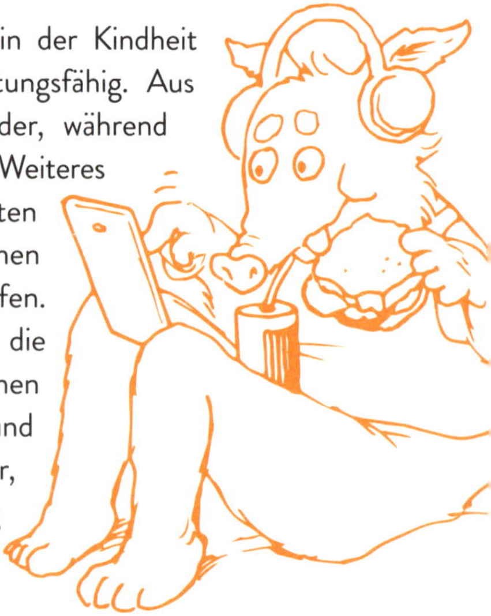

Die kognitive Kontrolle ist in der Kindheit und Jugend besonders leistungsfähig. Aus diesem Grund können Kinder, während sie Aufgaben machen, ohne Weiteres Musik hören, Nachrichten verschicken und schnell einen Blick in Facebook werfen. Selbstverständlich ziehen die Nebenschauplätze dem Lernen kognitive Ressourcen ab, und auch Kinder brauchen länger, die Matheformel richtig anzuwenden, oder machen Fehler, denn in dem Augenblick hat schon wieder eine neue Nachricht gebimmelt. Dennoch kann dieses Netzwerk in der Kindheit und Jugend ohne Probleme hin und her schalten, und Kinder sind Multitasking-fähiger als Erwachsene.

[Vergiss bitte nicht zu posten ;-)
Wir freuen uns, wenn wir gemeinsam des Weges gehen!]

Notizen

WOCHE 23

VON .... BIS ....

MEIN MULTITASKING

Gerade eben habe ich mehrere WhatsApp-Nachrichten bekommen und einen Blick darauf geworfen, im Hintergrund höre ich den Rasenmäher meines Nachbarn und dass sich meine Kaffeemaschine (weil nicht benutzt) wieder ausgeschaltet hat. Ich nehme alles wahr, blende die Geräusche aus und schreibe an meinem Manuskript weiter (weil hochprioritär). Würde meine kognitive Kontrolle nicht richtig funktionieren, wie dies bei Demenz oder während Erschöpfungsphasen (die ich auch schon erlebt habe) der Fall ist, würde ich mich von dem Gebimmel der hereinkommenden Nachrichten ablenken lassen. Ich würde sie eventuell lesen – weil die Fähigkeit zu priorisieren schwach ist –, und ich hätte Schwierigkeiten, zum Wesentlichen, d. h. zu meinem Manuskript, zurückzukommen. Ohne Multitasking-Fähigkeit wären wir verloren; wir bekämen nichts auf die Reihe, weder im Beruflichen noch im Privaten, wir könnten uns nicht einmal Nudeln kochen.

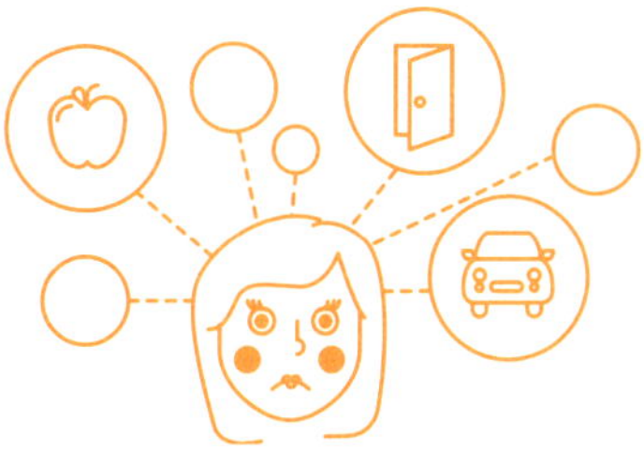

WIE SCHÄTZT DU DEINE MULTITASKING-FÄHIGKEITEN EIN?

☐ sehr gut ☐ gut ☐ befriedigend

☐ genügend ☐ ungenügend

WAS IST ZU TUN? ;-)

MEINE BEWEGUNG

	AKTIVITÄT	DAUER
MO		
DI		
MI		
DO		
FR		
SA		
SO		

ZUFRIEDEN?

Das ist gut gelaufen:

Das nehme ich mir vor:

simplyenjoying

Ein Bierchen in Ehren – nach einem Aufstieg auf eine Berghütte, nach einem laaangen Tag auf dem Fahrrad oder nach einem Fußmarsch – oder ein Essen, das uns einfach himmlisch schmeckt? Genuss muss auch sein!

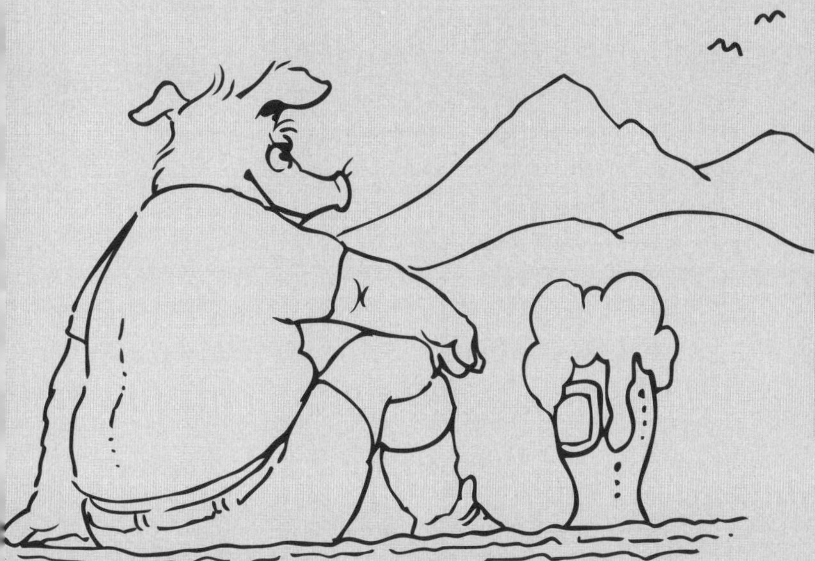

WOCHE 24

VON .... BIS ....

GEHIRNJOGGING

Computerprogramme, Rätselhefte und all das, was zum Thema „Gehirnjogging“ verkauft wird, kann das Gedächtnis und die kognitive Kontrolle nicht trainieren und verbessern. Dazu hat es sogar ein Gerichtsurteil in den USA gegeben ➔ KAP. 1 BEWEG DICH!, in dem ein weltbekanntes Unternehmen eine hohe Schadensersatzsumme zahlen musste, weil das Versprochene nicht eingehalten wurde. Oft werden Werbetexte auch als „Studien“ verkauft – der Laie hat ja keinen Zugang zu den Datenbanken, wo echte Forschung recherchiert werden kann. Gehirnjogging kann bei gewissen Aufgaben zu Leistungssteigerungen führen, allerdings gibt es keinen Transfer zwischen der Übung, die der Anwender früher oder später besser beherrscht, und der geistigen Funktion, die es damit zu verbessern gilt, wie zum Beispiel das Gedächtnis.

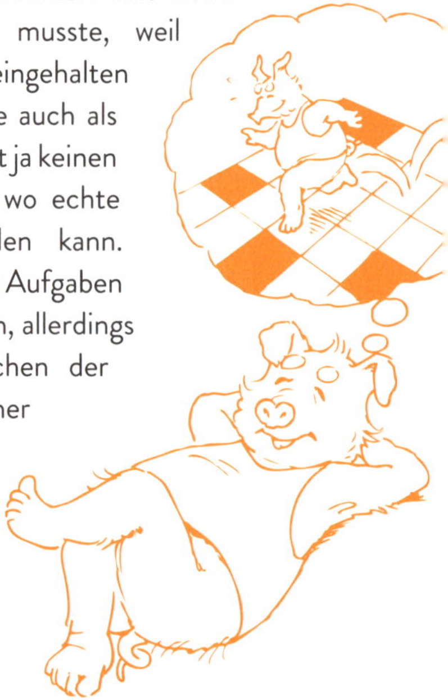

DIE SPORTAUSRÜSTUNG

Susanne, meine liebe und unsportliche Kollegin an der Universität Wien, rief mich kürzlich euphorisch an und berichtete von ihrer 40 Kilometer langen Wörthersee-Umrundung und dem Wohlgefühl, das sie verspürte. Sie führte das auf die Dopaminausschüttung und die Endorphine zurück und gab mir recht, es sei so, wie ich schreibe:

MEINE BEWEGUNG

	AKTIVITÄT	DAUER
MO		
DI		
MI		
DO		
FR		
SA		
SO		

ZUFRIEDEN?

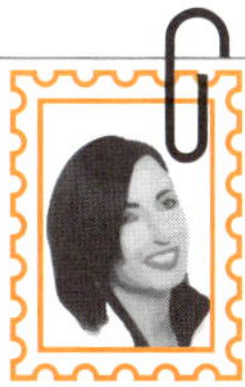

Bewegung tut der Psyche gut. Ich erfuhr auch, dass sie die Strecke auf ihrem uralten Klapprad zurückgelegt hatte, und musste schmunzeln: Wie würde Susanne diese Strecke auf einem Rad mit 28-Zoll-Reifen, das nicht klappert, wohl erleben? ... Wow!

WOCHE 25

VON .... BIS ....

DIE AFFEN VON WISCONSIN UND IHRE KOGNITIVE KONTROLLE

Sechzig Rhesusaffen, genetisch unsere nächsten Verwandten, wurden ihr ganzes Leben einem Experiment zu niedrigkalorischer Ernährung zugeteilt. Die Hälfte der Tiere bekam 30 Prozent weniger Kalorien als ein normal gefütterter Affe im Zoo. Ergebnis: Die Diätaffen lebten nicht nur länger, sondern auch gesünder, starben seltener an Krebs und Herz-Kreislauf-Erkrankungen und keiner an Diabetes. Was für uns aber auch sehr interessant ist: Ihre kognitive Kontrolle war viel besser als die der normal gefütterten Affen, weil ihre Regionen im Vorderhirn im Alter bedeutend weniger geschrumpft waren! ➔ **KAP. 7** BEWEG DICH!

DAS MASS DER DINGE

TIPP

Menschen, die ihren inneren Schweinehund nicht überwinden können, sich nicht bewegen und falsch ernähren, werden öfter erkranken, kürzer leben und im Alter möglicherweise im Kopf nicht so fit sein, wie ihnen lieb wäre. Verbote und Pflichten helfen da allerdings auch nicht weiter – Frust ist vorprogrammiert. Verlassen wir uns doch auf unseren gesunden Menschenverstand, der weiß, was gut und schlecht für uns ist – so können wir das Leben auch ein bisschen genießen.

MEINE BEWEGUNG

	AKTIVITÄT	DAUER
MO		
DI		
MI		
DO		
FR		
SA		
SO		

ZUFRIEDEN?

Das ist gut gelaufen:

Das nehme ich mir vor:

WOCHE 26

VON .... BIS ....

WARUM SIND KRÄUTER IN DER ERNÄHRUNG GESUND?

Kräuter enthalten Aromen – in der Chemie als Flavenole (auch Flavonoide) bezeichnet, die antioxidative Eigenschaften aufweisen: Sie neutralisieren die freien Radikale, die unseren Körperzellen zusetzen und sie altern lassen. Das gilt natürlich auch für die Zellen in unserem Gehirn.

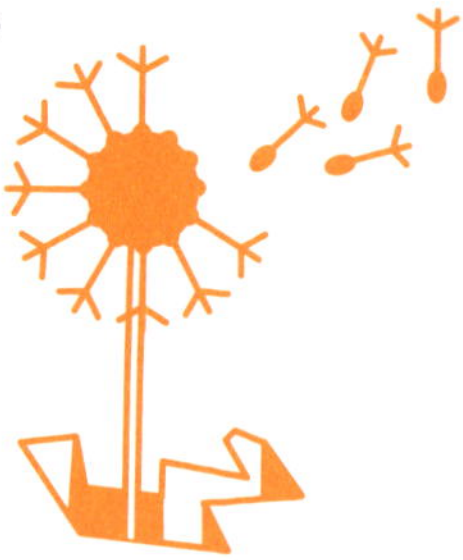

„NICHT ALLE, DIE SICH BEWEGEN, SIND GEISTIG AUF DER HÖHE, ABER DER DURCHSCHNITTSMENSCH SEHR WOHL!"

(M. Macedonia)

Notizen

MEINE BEWEGUNG

	AKTIVITÄT	DAUER
MO		
DI		
MI		
DO		
FR		
SA		
SO		

ZUFRIEDEN?

MEIN ZIEL FÜR DIESE WOCHE

HAST DU ES ERREICHT?

JA NEIN

#SIMPLYENJOYING

MEIN PESTO

REZEPT

Man braucht Basilikum (am besten selbst angebautes aus dem Garten), Olivenöl, ein paar Walnüsse oder Pinienkerne (am besten geröstet), eine Chilischote (je nach Schärfe dosierbar) und Salz (fein). Die Mengen sind variierbar: Je mehr Salz man verwendet, desto länger hält das Pesto (ist aber nicht jedermanns Geschmack), und je mehr Nüsse hineinkommen, desto dickflüssiger wird es (hält dann aber nicht so lange, weil Nüsse ranzig werden können).

Öl und Salz in einen Mixer geben und ca. 1 Minute mixen, bis es hellgelb wird. Nüsse hinzugeben und weitermixen. Nun die Chilischote, danach langsam einen Zweig Basilikum nach dem anderen hineinmixen. Verwendet man nur Blätter, wird das Pesto feiner. Mixen, bis ein flüssiges Gemisch entsteht, das man in ein Glas gießen kann. Das Pesto kann man gleich verwenden. Stellt man es in den Kühlschrank, wird das Olivenöl fest und das Pesto hält sich dann bis zu 2 Monate.

Ein flüssiges Pesto kann man für Nudeln, aber auch für Mozzarella verwenden und (ohne Chili) in den Salat geben. Ist es etwas fester, eignet es sich eher für Nudeln. Ich füge keinen Parmesan hinzu. Wenn man das Pesto nicht sofort verwendet, wird es sonst erfahrungsgemäß nach einer gewissen Zeit ranzig oder der Basilikumgeschmack verändert sich. Parmesan reibe ich frisch auf die Pestonudeln, so bleibt auch das Käsearoma besser erhalten.

Buon appetito!

ZWISCHENBILANZ

HAST DU DICH REGELMÄSSIG BEWEGT? ☐ JA ☐ NEIN

Wie oft in der Woche hast du dich bewegt?

.... Mal

Wie lang hast du dich im Durchschnitt pro Woche bewegt?

....

WIE GUT WAR DEIN SCHLAF?

☐ sehr gut ☐ gut ☐ befriedigend ☐ nicht so gut ☐ schlecht

WIE GUT HAST DU DICH ERNÄHRT?

☐ sehr gut ☐ gut ☐ befriedigend ☐ nicht so gut ☐ schlecht

KONNTEST DU STRESS REDUZIEREN? ☐ JA ☐ NEIN

KONNTEST DU IN DIESER ZEIT GEWICHT REDUZIEREN? ☐ JA ☐ NEIN

WIE GROSS IST DEIN INNERER SCHWEINEHUND NACH DIESER ZEIT?

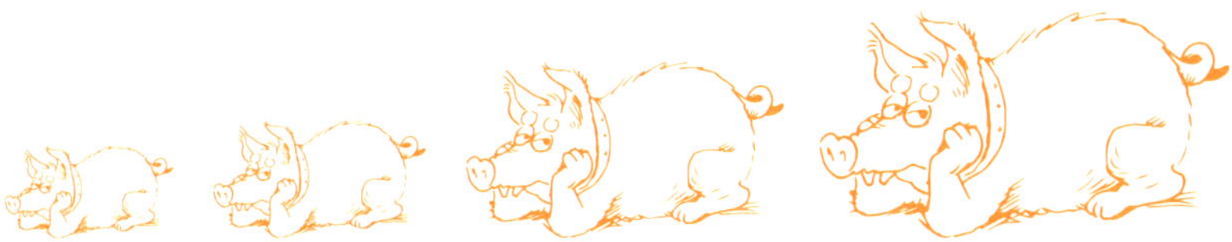

☐ ☐ ☐ ☐

ZIELE FÜR DAS NÄCHSTE HALBE JAHR

BEWEGUNG

SCHLAF

ERNÄHRUNG

STRESS

GEWICHT

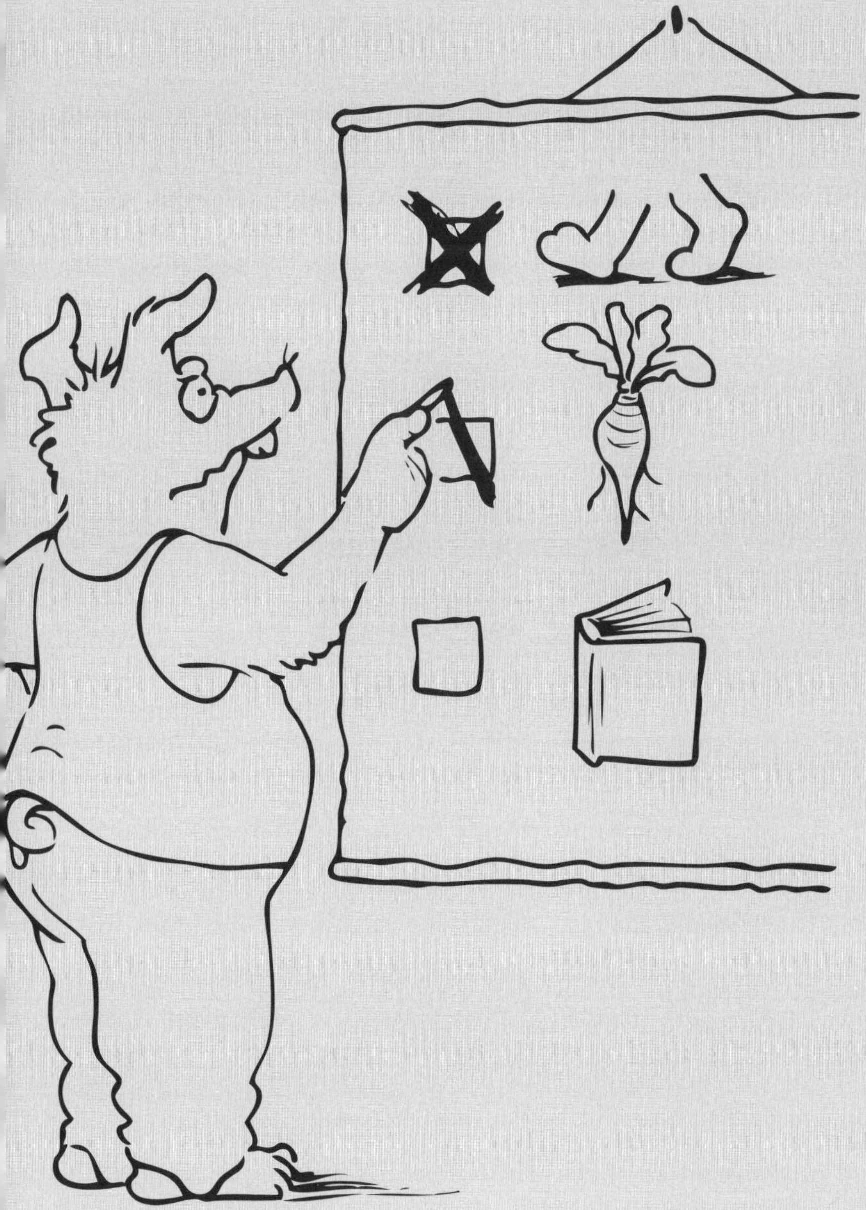

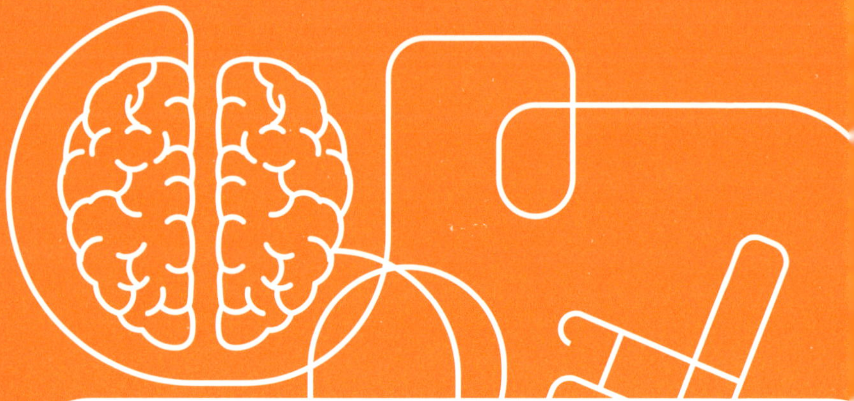

7

DIE NÄCHSTEN WOCHEN BEWEGE ICH MICH …

FÜR MEINE GEHIRNRINDE

Unsere Gehirnrinde besteht aus ca. 100 Milliarden Neuronen. In sechs horizontalen Schichten angeordnet, verbinden sie sich zu Zellverbänden und zu Netzwerken, die unsere körperlichen und geistigen Funktionen steuern. Wir haben Netzwerke für Sprache, für Bewegung, für die Gesichtserkennung, kurzum für all das, was wir können und sind. Sprechen wir eine Sprache oder fahren wir Rad, werden diese Netzwerke aktiv. Im Laufe eines Lebens altern aber auch die Gehirnzellen. Es passiert mitunter, weil die Mitochondrien, ihre Energielieferanten, durch die starke Beanspruchung verschleißen. So schrumpft das Gehirn und unsere geistigen Fähigkeiten werden beeinträchtigt. Wir werden vergesslich, brauchen für Dinge, die uns früher ganz leicht von der Hand gegangen sind, länger und können nicht so gut von einer Tätigkeit auf die andere umschalten; auch das Autofahren etwa wird anstrengender. Aber zum Glück haben wir das Wundermittel Bewegung: Die Schrumpfung des Gehirns wird dadurch verlangsamt, und die Funktionen bleiben länger erhalten.[13] Aus diesem Grund werden Bewegungsphasen (drei Monate lang dreimal in der Woche eine halbe Stunde) mittlerweile sogar in der Demenztherapie eingesetzt.[14] Und das alles nicht nur ohne Nebenwirkungen, sondern – ganz im Gegenteil – mit zahlreichen Vorteilen, mitunter der Stärkung von Herz und Kreislauf! ➔ KAP. 4 BEWEG DICH!

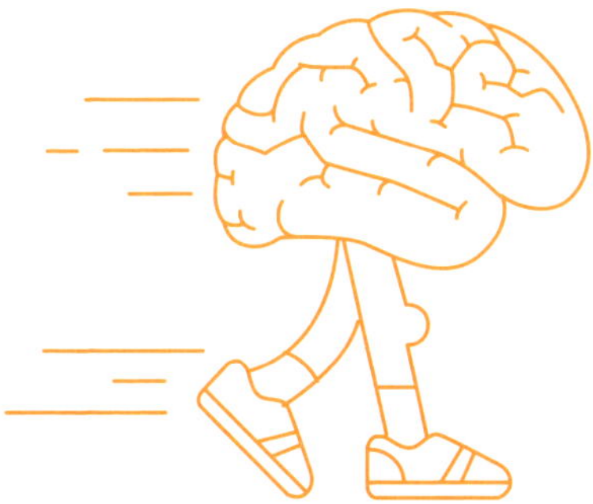

WOCHE 27

VON .... BIS ....

WAS HÄNSCHEN NICHT GELERNT HAT ...

Die Gehirnrinde – auch Kortex genannt – ist ein wahres Wunderwerk: All das, was wir jemals gesehen, gehört, gelernt und erlebt haben, ist darin gespeichert, in diesen unglaublichen Netzwerken, auf so kleinem Raum, dank unseren Neuronen. Je fitter und stabiler die Rinde ist, desto besser sind unsere geistigen Fähigkeiten und dadurch auch größer die Chancen, ein erfülltes und glückliches Leben zu führen. Je gesünder die Rinde, desto geringer ist die Wahrscheinlichkeit neurologisch zu erkranken, nicht zuletzt auch an Demenz. Die wichtigste Aufbauphase der Rinde beginnt, wie nicht anders zu erwarten, in unseren ersten Lebensjahren. Kinder, die viel lernen und sich geistig anstrengen, bauen an ihrer leistungsfähigen Hardware Gehirn, die sie ein ganzes Leben begleitet. Ob Ausbildung, Musik oder Sport – früh übt sich, wer ein Meister werden will. Starpianist Lang Lang, der mit 3 Jahren begonnen hat zu musizieren, oder Ski-Asse wie Marcel Hirscher und Hermann Maier: Sie haben es keine Minute verabsäumt, an ihrer Rinde zu bauen, mit unendlich viel Übung und Training, natürlich nicht wissend, dass das so ist, aber getan haben sie es! ;-)

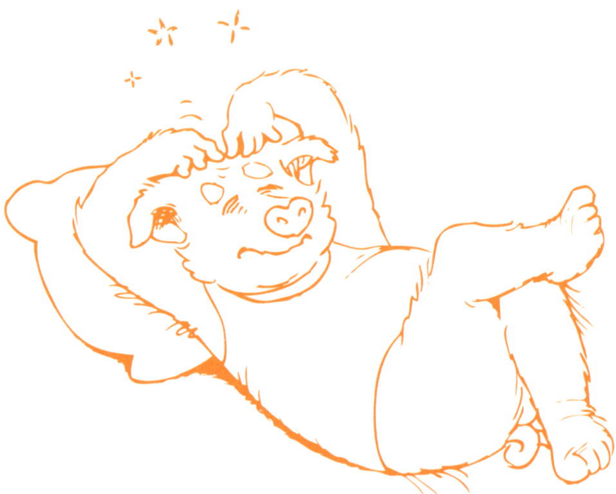

VON DER RINDENPFLEGE

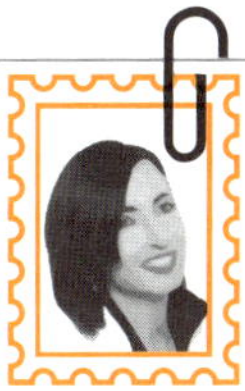

Die meisten von uns sind bereit, für ihr Aussehen Geld auszugeben und Anstrengungen in Kauf zu nehmen. Klar doch, wir schauen in den Spiegel und sehen das, was dem Trend nicht mehr entspricht oder in die Jahre gekommen ist (Haare, Zähne usw.). Wir nehmen auch die Anstrengungen im Fitnessclub auf uns, um an unserem Muskelkostüm zu schneidern. Unser Gehirn erblicken wir keine einzige Sekunde im Leben, und so meinen wir – unbewusst –, es nicht pflegen zu müssen. Aber eine gut ausgebaute Rinde – durch Lernen, gesundes Essen, ausreichenden Schlaf und nicht zuletzt viel Bewegung – ist unser Kapital, das Sparbuch für ein selbstständiges Leben im Alter, die Versicherung gegen Demenzerkrankungen.

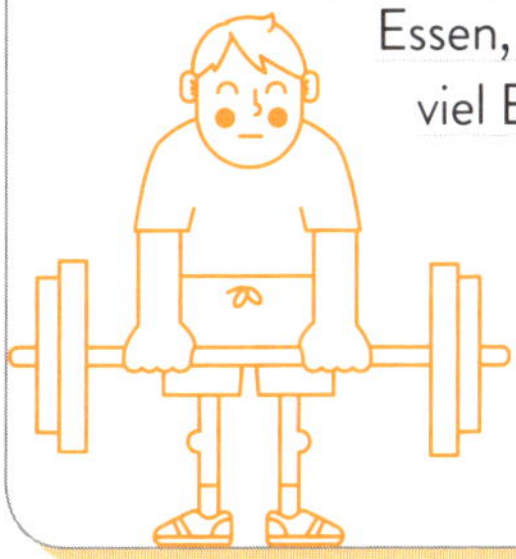

PFLEGST DU DEINE GEHIRNRINDE?

☐ JA ☐ NEIN

FALLS JA, WOMIT?

☐ Lernen ☐ Essen ☐ Schlaf ☐ Bewegung

PS: Alle Drogen – egal welcher Art – sind für das Gehirn sehr schädlich, auch die sogenannten „leichten“!

MEINE BEWEGUNG

	AKTIVITÄT	DAUER
MO		
DI		
MI		
DO		
FR		
SA		
SO		

ZUFRIEDEN?

MEIN ZIEL FÜR DIESE WOCHE

HAST DU ES ERREICHT?

JA NEIN

WOCHE 28

VON .... BIS ....

GEWICHT UND GEHIRN

Unsere Gehirnrinde kann trotz aller Pflege durch andere Körperteile indirekt beschädigt werden, z. B. vom Bauch, wenn er eine dicke Speckschicht hat. Eigenartig, aber wenn übermäßiges Fettgewebe im Körper vorhanden ist, kann das zu Mikroentzündungen im Gehirn führen. Da wir keinen Einblick in den Schädel haben, wissen wir nicht, wenn das geschieht, und lassen es geschehen. Die Veränderungen sind nicht sofort spürbar, setzen der Rinde aber über Monate und Jahre zu. Der geistige Verfall geht – wie es auf Englisch heißt, *graceful*, also mit „Grazie“ – schleichend vor sich. Wir gewöhnen uns langsam daran, immer ein bisschen weniger tun zu können, und sind uns dessen gar nicht bewusst. Unseren Mitmenschen fällt es eher auf. Nicht (nur) für die Figur, sondern für unsere Rinde müssen wir auf unser Gewicht achten. Aussehen, das ist – nochmals gesagt – völlig sekundär. Unser Gehirn ist wichtig!

WIE SIEHT ES MIT DEINEM BMI AUS?

Gibt es einen Unterschied zu Woche 15?

JA NEIN

Notizen

dankeleben

Freuen wir uns darüber, dass wir etwas Schönes erleben? Vielleicht bewegen wir uns gerade in der Natur ... Dann ist es angebracht, Danke zu sagen – nichts ist selbstverständlich!

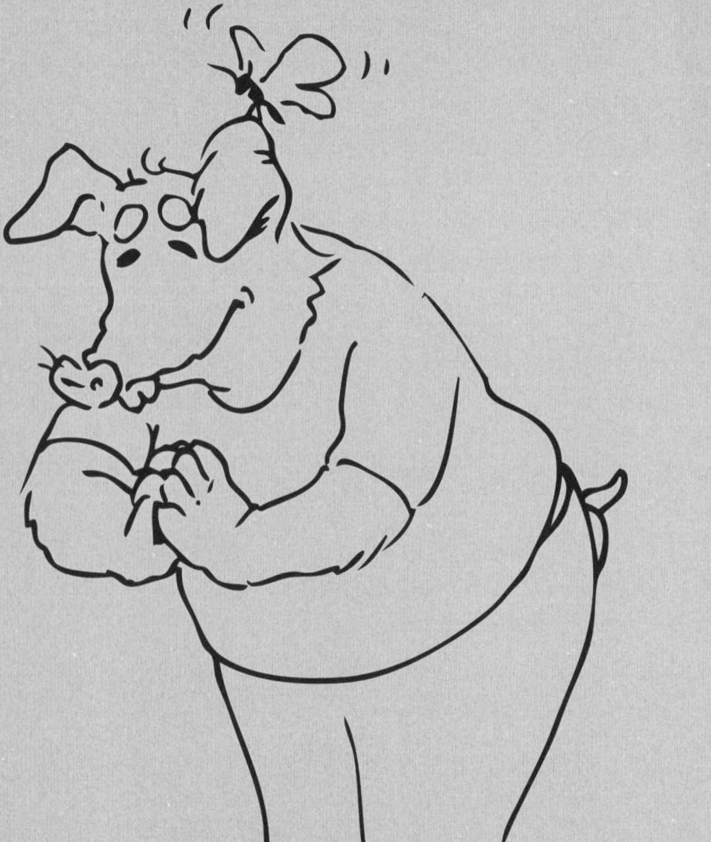

[Vergiss bitte nicht zu posten ;-)
Wir freuen uns, wenn wir gemeinsam des Weges gehen!]

MEINE BEWEGUNG

	AKTIVITÄT	DAUER
MO		
DI		
MI		
DO		
FR		
SA		
SO		

ZUFRIEDEN?

TIPP

WIE WIRD DEINE GEHIRNRINDE AUSSEHEN?

Fragst du dich, ob man messen kann, ob die Rinde schon geschrumpft ist? Grundsätzlich ist das möglich, aber um festzustellen, ob und wo deine Rinde dünner geworden ist, hättest du schon vor 20 Jahren die erste strukturelle Magnetresonanztomografie deiner Rinde machen lassen müssen, um sie mit der heutigen vergleichen zu können. Forget it! ;-)

WOCHE 29

VON .... BIS ....

STRESS UND HEISSHUNGER

Das mit der Gewichtsreduktion ist so eine Sache – möglicherweise geht es dir wie mir: Immer wenn ich viel zu tun habe, wenn ich so richtig unter Druck stehe, bekomme ich Heißhunger, und zwar nicht auf Rohkost, sondern auf Chips, Kuchen und all das, was hochkalorisch ist. Wohlbemerkt, ich sitze die ganze Zeit am Schreibtisch, sodass der Heißhunger nicht durch Kalorienverbrauch begründet ist. Welche Mechanismen stecken dahinter? Der Hypothalamus ➔ KAP. 5 BEWEG DICH! ist für die Regulierung von Hunger zuständig. Er produziert die Appetitsubstanz Neuropeptid Y (NPY), die Hunger auslöst. Sind wir satt, sinkt ihr Spiegel wieder. Haben wir Stress, wird NPY zusätzlich von den Mandelkernen, dem Sitz unserer Emotionen, produziert. Und noch etwas oben drauf: Haben wir kalorienreiche Nahrung zur Verfügung, steigt der Spiegel der Appetitmoleküle noch mehr! Diese Entdeckung wurde vor Kurzem gemacht und im April 2019 veröffentlicht![15] Danke liebe Mäuse, dass ihr uns solche Einsichten gewährt!

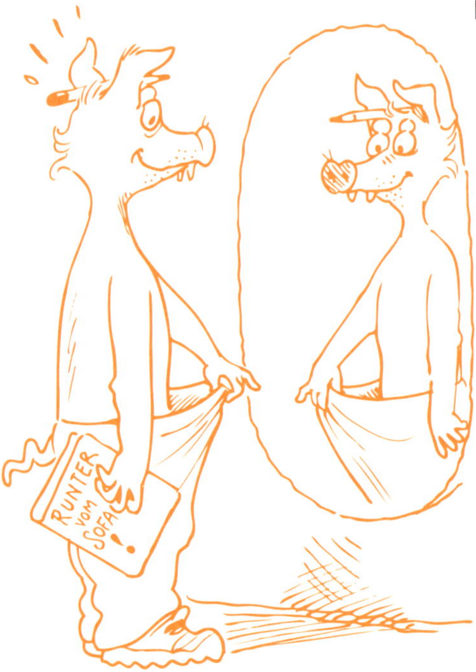

MEINE BEWEGUNG

	AKTIVITÄT	DAUER
MO		
DI		
MI		
DO		
FR		
SA		
SO		

ZUFRIEDEN?

WIR BRAUCHEN EINEN PLAN!

Wenn wir nicht ganz fest einplanen, uns zu bewegen und dadurch Stress abzubauen, wird es möglicherweise nicht klappen: Es gibt immer etwas vermeintlich Wichtigeres als Bewegung. Wir müssen schon zu Beginn der Woche fixe Bewegungszeiten vorsehen und, wenn notwendig, andere Tätigkeiten hintanstellen: Alles geht nicht. Trag am besten für jede Woche die Bewegung in deinen Kalender im Voraus ein!

WOCHE 30

VON .... BIS ....

WAS MACHT DENN INSULIN?

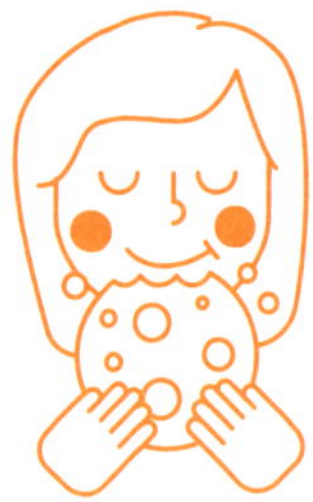

Insulin reguliert unseren Appetit. Essen wir, fühlen wir uns satt, auch weil dieses Sättigungshormon Signale an den Hypothalamus und die Mandelkerne sendet: „Schluss, genug jetzt!“ Allerdings scheint das Gehirn durch die Kalorienbomben während der Stressphasen diese Signale zu oft empfangen zu haben und sie daher zu ignorieren (!). So bleibt der Hunger. Am Rande bemerkt und irgendwie unfassbar: Bei Stress sinkt der Energieverbrauch unter Normalniveau, d. h., wir verbrauchen für die gleiche Tätigkeit weniger Kalorien, die übrigen werden in Reserven – also in Fett – umgewandelt. Ja, schlimm!

FÜHRE DICH NICHT IN VERSUCHUNG!

TIPP

Die beste Möglichkeit, kalorienreiche Nahrung zu vermeiden, ist, sie erst gar nicht zu kaufen! Halte dich im Supermarkt von den Regalen fern, die „gefährlich“ sind! ;-)

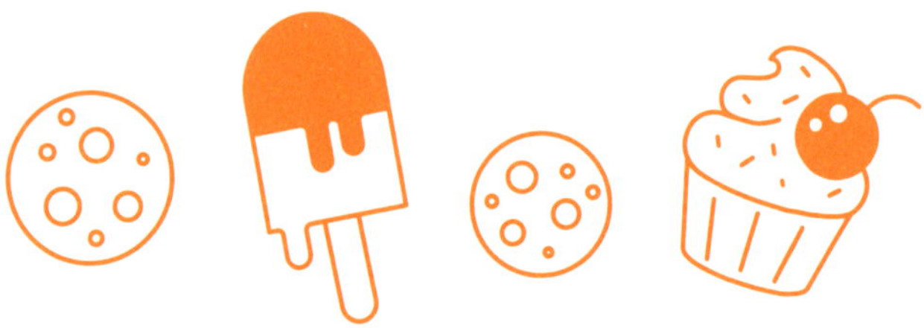

MEINE BEWEGUNG		
	AKTIVITÄT	DAUER
MO		
DI		
MI		
DO		
FR		
SA		
SO		
ZUFRIEDEN?		

WAS UNS EIN BESCHEIDENER WURM ERKLÄRT

Die Affen von Wisconsin hatten ja gesünder und länger gelebt, wenn sie 30 Prozent weniger der Kalorien zu sich genommen hatten. Nun wissen wir erst seit Ende März 2019, warum. Wir verdanken diese Einsichten einem Experiment mit C. elegans, einem Wurm, der in der Neurowissenschaft und Genetik sehr häufig eingesetzt wird: Kalorienreduktion stärkt das Immunsystem. Dadurch bekämpfen wir Krankheiten besser, sind gesünder und leben länger. Kalorien zu reduzieren, ist auch eine Anti-Aging-Maßnahme: Chronische – von uns unbemerkte – Entzündungen, die unsere Zellen altern lassen, werden zurückgefahren.[16]

WOCHE 31

VON .... BIS ....

OXIDATIVER STRESS

Möglicherweise hast du diesen Begriff schon einmal in der Parfümerie gehört: Die eine oder andere Gesichtscreme würde die Haut vor oxidativem Stress schützen, also gegen die freien Radikale helfen. Der Stoffwechsel unserer Zellen führt zu einer Belastung ihrer Struktur aufgrund von Prozessen, die u. a. mit Sauerstoff zu tun haben. So erleidet die Zelle oxidativen Stress. Junge und gesunde Zellen sind in der Lage, diesen Stress zu neutralisieren; sie entgiften und reparieren sich von selbst. Ernähren wir uns in jungen Jahren schlecht, schlafen wenig und rauchen womöglich auch, wird unsere Haut trotz alledem schön aussehen. Erst mit 35 oder 40 Jahren werden uns die Zeichen eines ungesunden Lebenswandels im Gesicht geschrieben stehen. Unserem Gehirn geht es ganz ähnlich: Auch vor seinen Zellen macht der oxidative Stress nicht halt.

ANTISTRESS-TIPP

TIPP

In Stressphasen tendiere ich dazu, das Wochenende durchzuarbeiten. Seit wenigen Jahren aber – vor allem im Sommer – reiße ich mich zusammen und radle einen ganzen Tag weg: So komme ich erst gar nicht in Versuchung zu arbeiten. Hast du eine Familie? Dann fahrt zusammen los. Das ist für alle Gehirne das Beste! Dafür dürfen andere Dinge liegen bleiben, die in der Skala der Prioritäten möglicherweise nicht so wichtig sind! ;-)

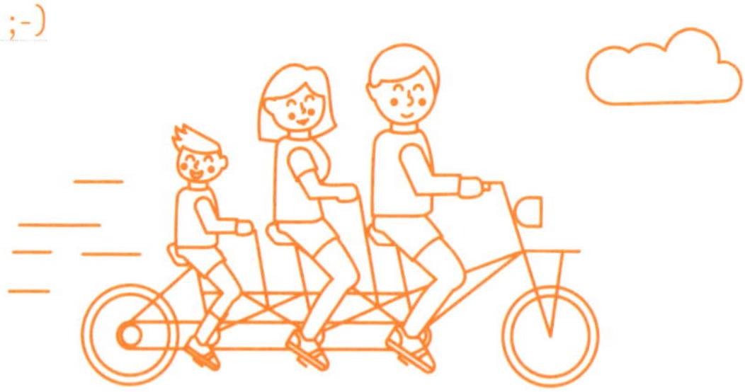

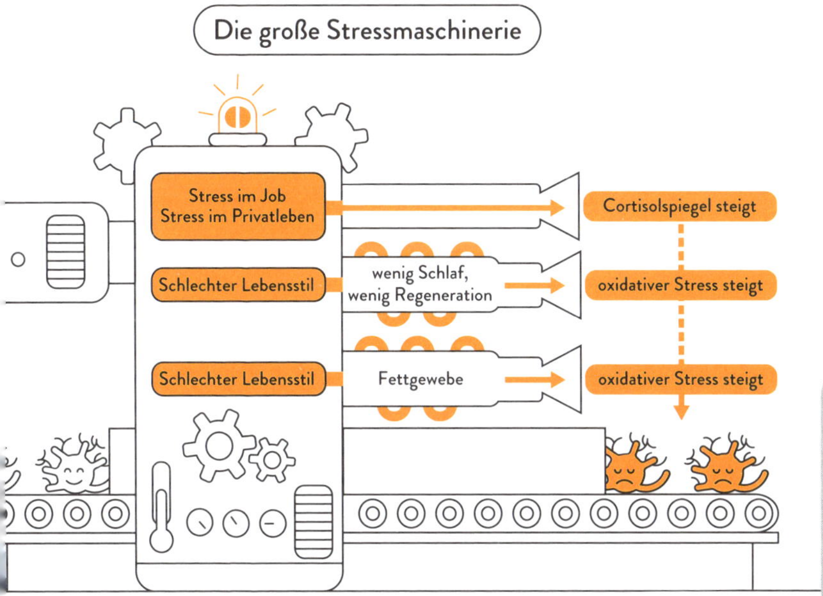

DIESEN STRESS MUSS ICH UNBEDINGT VERMEIDEN

....

....

LOS GEHT'S MIT DER STRESSREDUKTION

Mach dir einen Plan, welche Maßnahmen du ergreifen möchtest:

Maßnahme 1 ....

Maßnahme 2 ....

Maßnahme 3 ....

MEINE BEWEGUNG

	AKTIVITÄT	DAUER
MO		
DI		
MI		
DO		
FR		
SA		
SO		

ZUFRIEDEN?

Das ist gut gelaufen:

Das nehme ich mir vor:

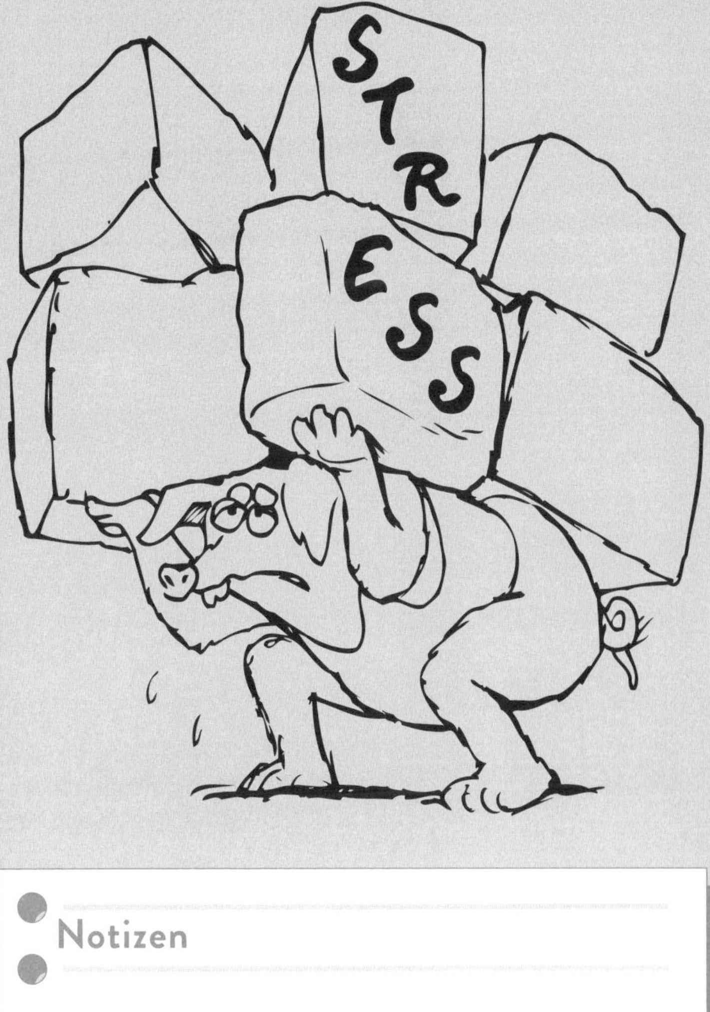

Notizen

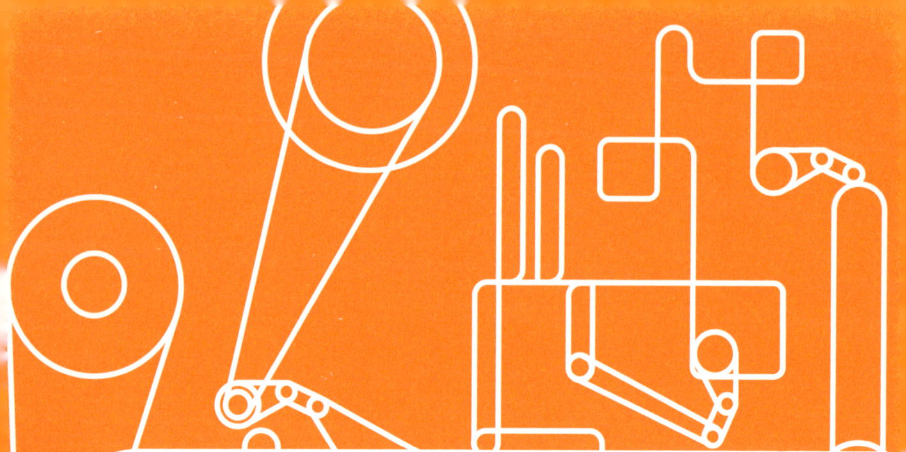

8

DIE NÄCHSTEN WOCHEN BEWEGE ICH MICH …

FÜR DAS FUTTER MEINER NEURONEN

In jedem Neuron steckt ein winziges Universum mit unglaublichen Funktionen, etwa dem Stoffwechsel (Metabolismus). Aber wie funktioniert er überhaupt? In der Vorlesung vergleiche ich das Ganze manchmal – zugegebenermaßen etwas weit hergeholt – mit Autos, damit sich meine Studenten das bildlich vorstellen können. So wie das Auto Kraftstoff braucht, benötigt auch das Neuron eine Art Sprit, u. a. die Aminosäure N-Acetylaspartat, ein Metabolit → KAP. 3 BEWEG DICH!. Ist im Tank zu wenig Benzin, bleibt das Auto stehen. Bekommt das Neuron zu wenig NAA, wird die Zelle instabil. Veränderungen können eintreten, wie auch neurodegenerative Krankheiten (Multiple Sklerose, Alzheimer usw.).

Will man wissen, ob ein Mangel an NAA vorliegt, macht man eine Magnetresonanzspektroskopie (MRS), mit der sich die Konzentration einzelner Metabolite, mitunter auch von NAA, bestimmen lässt. Metabolite kommen im gesunden Gehirn in definierten Verhältnissen vor. Die MRS des Metabolitenspiegels ist eine aufwändige und kostspielige Untersuchung. Sie wird eingesetzt, wenn konventionelle Bilddaten, wie eine strukturelle Magnetresonanztomografie (MRT) auf eine Veränderung des Gewebes im Gehirn hinweisen, aber (noch) nicht den Grund der Veränderung erfassen. Sieht man beispielsweise einen Schatten, weiß man aber nicht, ob es sich z. B. um Multiple Sklerose handeln kann. So misst man den NAA-Spiegel. In diesem Fall liegt er in den betroffenen Regionen des Gehirns unter einem gewissen Wert.

Aber genug der Krankheiten: Wir wollen ja unseren NAA-Spiegel hoch halten und bewegen uns wieder, so zeitnah wie möglich! Bewegung ist nicht die bittere Pille, die es zu schlucken gilt – sie ist unsere Verbündete gegen viele Krankheiten, auch des Gehirns!

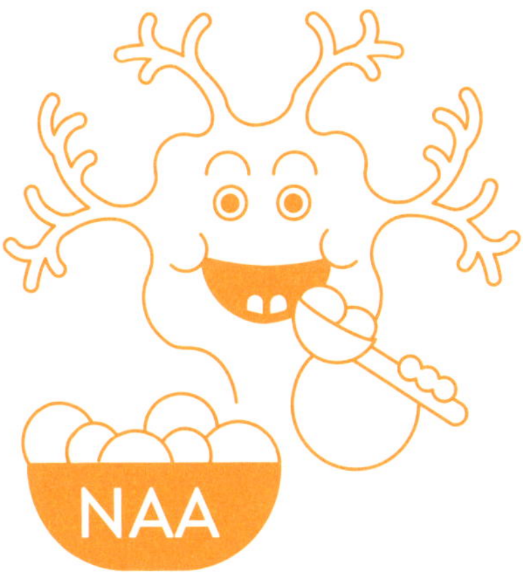

N-ACETYLASPARTAT

WOCHE 32

VON .... BIS ....

WUNDERMITTEL BEWEGUNG

Bewegung wirkt sich auf das gesamte System Gehirn aus – nicht auf eine einzelne Substanz oder einen einzigen Prozess – und setzt eine ganze Reihe von Prozessen in Gang, die das Gehirn gesund und leistungsfähig halten. Unabhängig von unserer Ausgangslage müssen wir so weit kommen, dass sich das Rad dreht und Bewegung das „System" erreicht. Es geht um Vaskularisierung, Kurzzeitgedächtnis, Dopamin, Neurogenese, BDNF, Multitasking, Rindenpflege und NAA: Das alles kommt nicht von alleine!

TIPP

MOTIVATION: ANGST UMS EIGENE GEHIRN

In meinem Job als Neurowissenschaftlerin untersuche ich Gedächtnisprozesse im gesunden Gehirn und befasse mich – im Gegensatz zu Neurologen – nicht mit den Krankheiten des Gehirns und ihrer Heilung. Ich habe aber in meiner Post-Doc-Zeit (also nach dem Doktorat) an neurologischen Kliniken hospitiert und dort viel gesehen. In den letzten Jahren habe ich zahlreiche Konferenzen besucht und viel gehört. Deshalb weiß ich, was mit dem Gehirn alles passieren kann, und habe – zugegebenermaßen – Angst um mein Gehirn! Deswegen bewege ich mich so oft es geht. Ja, Angst ist für mich auch ein Motivationsfaktor.

MEINE BEWEGUNG

	AKTIVITÄT	DAUER
MO		
DI		
MI		
DO		
FR		
SA		
SO		

ZUFRIEDEN?

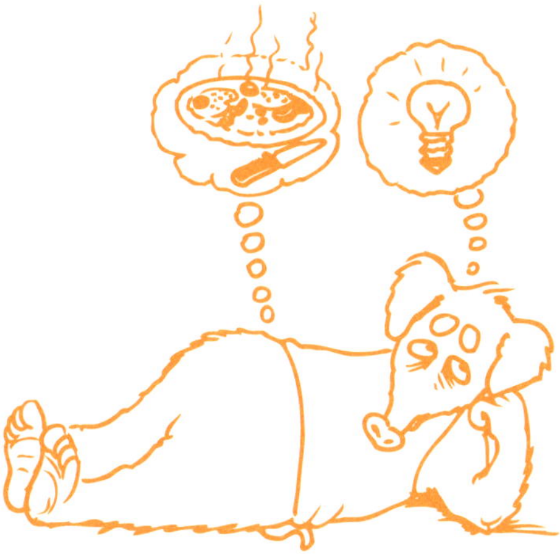

#GREATFEELING

WOCHE 33

VON .... BIS ....

MEINE BEWEGUNG

	AKTIVITÄT	DAUER
MO		
DI		
MI		
DO		
FR		
SA		
SO		

ZUFRIEDEN?

MEIN ZIEL FÜR DIESE WOCHE

....

....

....

HAST DU ES ERREICHT?

JA NEIN

BIST DU SCHON IN DIE GÄNGE GEKOMMEN?

Wie oft und wie lang soll ich mich bewegen? Diese Frage lässt sich so pauschal nicht beantworten und ist von Person zu Person unterschiedlich. Es gibt Menschen, die täglich einen längeren Weg zu Fuß zur Arbeit gehen. Am Wochenende fahren sie Rad und spielen einmal in der Woche Volleyball. Sie brauchen nicht mehr viel zu tun. Andere hingegen bewegen sich gar nicht. Sie können damit anfangen, täglich ein Stündchen spazieren zu gehen – am Wochenende ein bisschen länger. Falls du bisher noch nicht in die Gänge gekommen bist, weil es für dich z. B. zu anstrengend ist, gehst du am besten zu einem Sportarzt, um einen Gesundheitscheck machen zu lassen. Danach suchst du dir einen guten Trainer, der dir einen gesundheitlich orientierten Bewegungsplan erstellt. Dieses Tagebuch benutzt du, um täglich deine Aktivitäten einzutragen. Es ist nie zu spät!

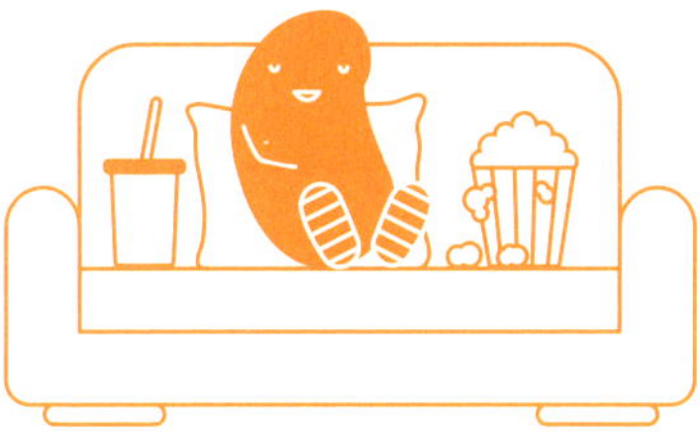

TAKE IT EASY!

TIPP

Einige Tage im Jahr brauchen wir kein schlechtes Gewissen zu haben, wenn wir uns nicht bewegen und die Zeit mit unserer Familie und unseren Freunden genießen. Was mich betrifft, kann ich nur sagen: Ich will nicht neurotisch werden und habe mich vom Sport an solchen Tagen „befreit“: Ostern, Weihnachten, Karneval/Fasching, einigen wenigen Urlaubstagen, meinem Geburtstag und den Geburtstagen meiner Lieben ... Diese „Sportbefreiung“ gilt aber nicht für alle Geburtstage aller Familienmitglieder, Freunde, Kollegen usw. ;-)

#GREATFEELING

WOCHE 34

VON .... BIS ....

SCHLAF FÜR DIE GEHIRN-REPARATUREN: EIN MUSS!

Wir müssen ausreichend schlafen – Kinder wie Erwachsene –, und seit Kurzem wissen wir warum. Israelische Forscher haben an Larven von Zebrafischen entdeckt, dass die Neuronen Ruhephasen brauchen, weil sie Reparaturen am Erbgut durchführen. Unsere Erbinformation ist in Chromosomen verpackt, im DNA-Doppelstrang. Durch Umwelteinflüsse kann der DNA-„Faden" beschädigt werden, ja sogar stellenweise kaputtgehen, sodass Programmteile des Erbguts gar nicht oder fehlerhaft durchgeführt werden. Schäden der DNA sind in jeder Körperzelle schlecht. Denke nur an die braunen Flecken auf der Haut bis hin zum Hautkrebs, die durch das UV-Licht verursacht werden. Auch die Gehirn-DNA kann reparaturbedürftig sein. Und so „rütteln" sich die Chromosomen, um die Brüche in der DNA zu reparieren. Das tun sie aber nur während des Schlafes und nicht im Wachzustand. Ruhe muss für die Reparaturen anscheinend sein![17]

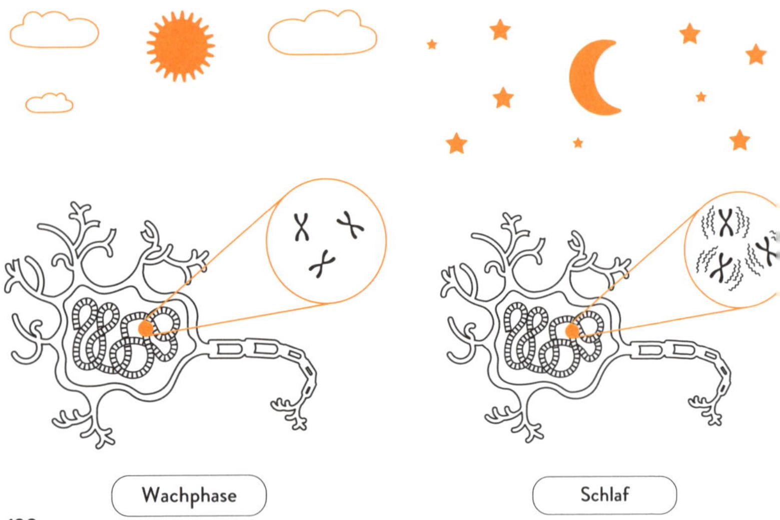

MEINE BEWEGUNG

	AKTIVITÄT	DAUER
MO		
DI		
MI		
DO		
FR		
SA		
SO		

ZUFRIEDEN?

Das ist gut gelaufen:

Das nehme ich mir vor:

#GREATFEELING

DER SCHLAF- UND LEBENSRÄUBER

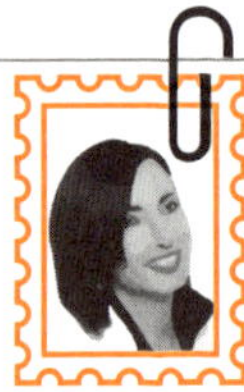

Ich gehöre zu den Menschen, die ein Smartphone haben und auch regelmäßig Instagram und Facebook nutzen. Seitdem man beobachten kann, wie viele Stunden man am Smartphone-Bildschirm hängt, weiß ich, wo meine fehlende Schlafzeit und aber auch die eine oder andere Stunde, die ich mit Freunden nicht verbringe, hinkommen.

SOFORTIGE MASSNAHME

Ohne jetzt übertreiben zu wollen ;-): Die nächsten 7 Tage bleibt das Smartphone abends im Bad, und wir lassen uns vom guten alten Wecker wecken. Einverstanden?

JA **NEIN**

Wir haben dann sicher ein bisschen mehr Schlaf für unsere Gehirnreparaturen. ;-)

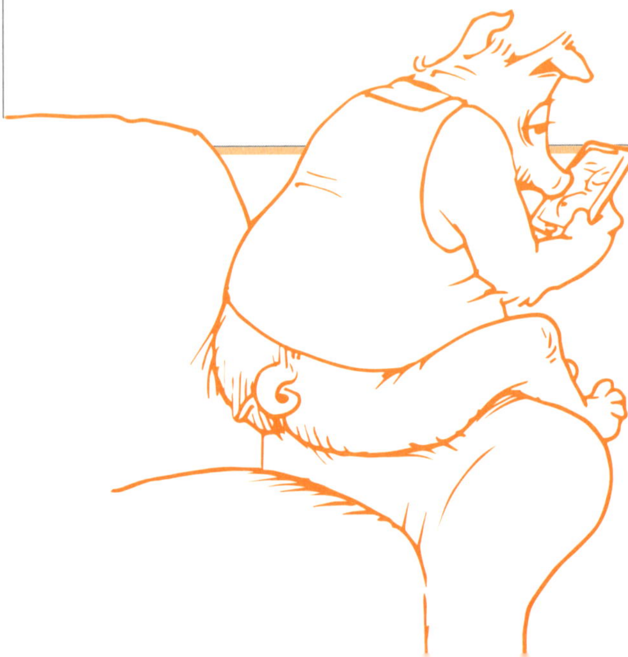

WOCHE 35

VON .... BIS ....

TABLETTEN UND SCHLAF

Man geht müde vom stressigen Tag ins Bett und dann ist es 1 Uhr, dann 2 Uhr, und man ist immer noch wach. Ab 3 Uhr hat man ein bisschen gedöst, und, na ja, um 6 Uhr steht man auf, total gerädert. Passiert das ein paarmal hintereinander, ist man versucht, etwas einzunehmen: zunächst Phytopräparate, also Arzneimittel pflanzlichen Ursprungs wie Baldrian, Passionsblume, Hopfen und Melisse. Es kann aber sein, dass sie nicht so wirksam sind, wie man das erhofft hatte. Was wirklich und auf der Stelle wirkt, sind echte Schlafmittel. Viele davon enthalten Benzodiazepine, sind dadurch schlaffördernd und angstlösend. Allerdings haben Schlaftabletten enorme Nebenwirkungen: Nicht nur, dass sie tagsüber müde machen (Hangover), sie führen auch innerhalb von wenigen Wochen zur Abhängigkeit und zur Veränderung unserer „Schlafchemie“. Wir nehmen daher gar keine Schlafmittel ein, sondern machen uns körperlich müde. Wie? Mittels Bewegung!

MEIN ZIEL FÜR DIESE WOCHE:

HAST DU ES ERREICHT?

JA **NEIN**

 # greatfeeling

Das tolle Gefühl, dass man es geschafft hat, dass man müde ist, weil man sich bewegt hat, dass die Welt wunderbar ist, so wie sie ist – hier und jetzt!

BEWEGUNG, BIS MAN WIRKLICH MÜDE IST!

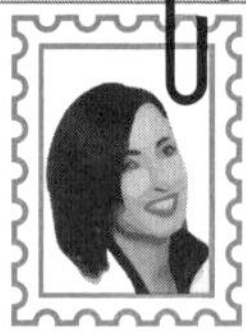

Ich bin meine Schlafstörungen durch das Radfahren losgeworden. In Leipzig hatte ich stressbedingte Probleme, weil das Programmieren des Kernspintomografen ein Albtraum war, aber auch vor ca. 5 Jahren in Österreich ging es mir ähnlich. Es war Sommer, und ich hatte mehrere Wochen hintereinander sehr schlecht geschlafen. Nach einer weiteren fast durchwachten Nacht setzte ich mich an einem Samstag frühmorgens auf mein Fahrrad und fuhr nach Bad Ischl, dem bekannten Ort im Salzkammergut, wo Kaiser Franz Joseph immer seine Sommerfrische verbracht hatte. Die Hinfahrt – 85 Kilometer in der Hitze – war mühsam, weil ich übernächtigt und auch nicht wirklich trainiert war. Ich kam am späten Nachmittag an, ging sofort essen – ein riesiges Wiener Schnitzel mit Petersilienkartoffeln und einen gemischten Salat – und trank dazu ein großes Bier (Hopfen). ;-) Ich war todmüde und fiel nach dem Essen sofort ins Bett. Ich schlief geschlagene 12 Stunden. Am nächsten Tag fuhr ich 124 Kilometer über eine andere Strecke heim, am Ufer von 5 Seen, traumhaft! Zum Abendessen machte ich mir zu Hause einen Riesensalat und einen Teller Pestonudeln. Und ich schlief wieder wie ein Baby. Seitdem versuche ich immer, lange Bewegungseinheiten in meinen Wochenplan einzubauen. Das hilft nachhaltig!

MEINE BEWEGUNG

	AKTIVITÄT	DAUER
MO		
DI		
MI		
DO		
FR		
SA		
SO		

ZUFRIEDEN?

Das ist gut gelaufen:

Das nehme ich mir vor:

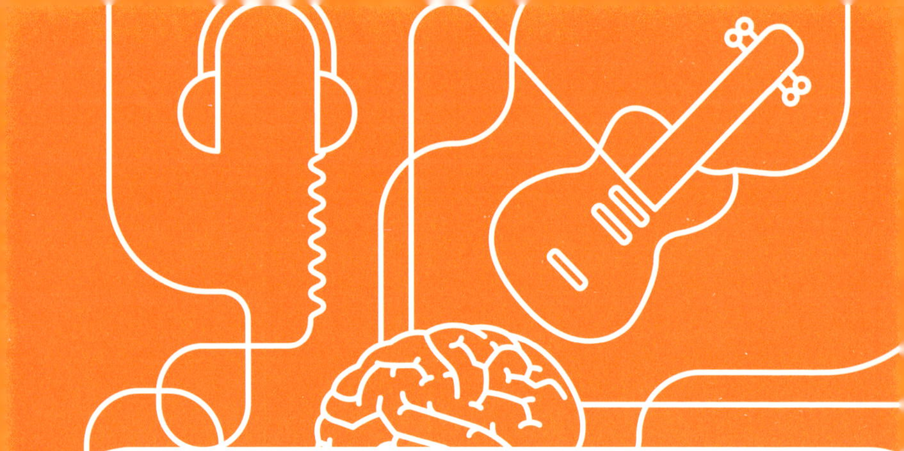

9

DIE NÄCHSTEN WOCHEN BEWEGE ICH MICH …

FÜR MEINE KREATIVITÄT

„Beim Laufen kommen mir immer die besten Ideen“, hat kürzlich Florian Gschwandtner, Gründer von Runtastic, in einem Fernsehinterview gesagt. Viele Leute, die regelmäßig laufen, bestätigen das – ich auch – und neurowissenschaftlich ist es ebenfalls belegt.

Wenn wir loslaufen, wissen wir, dass es anstrengend wird. Deswegen lenken wir in der Anfangsphase unsere mentalen Ressourcen auf diese Tätigkeit, machen uns auf den Weg, setzen einen Fuß vor den anderen, ignorieren unangenehme Gefühle in den Muskeln oder Gelenken und trotzen dem Wetter. Gedanken, die kurz davor in unserem Kopf gekreist sind, blenden wir aus und denken nur noch an das Ziel, die 10-Kilometer-Runde zu meistern. Um diese Anstrengung zu schaffen, schaltet – sozusagen – das Gehirn die Multitasking-Regionen ab. Sie werden dadurch entlastet und sie erholen sich. Deswegen macht der Sport den Kopf tatsächlich frei. Das ist noch keine kreative Leistung, aber die kommt schon noch.

Das Multitasking schaltet sich zugunsten des sogenannten Ruhezustandsnetzwerks ab. Letzteres besteht aus verschiedenen Rindenregionen und hat starke anatomische Verbindungen zum Hippocampus, dem Sitz unseres Kurzzeitgedächtnisses. Dabei sind wir keineswegs ruhig oder schlafen. Das Ruhezustandsnetzwerk fokussiert nicht auf eine Aufgabe, dennoch läuft alles auf Hochtouren im Hintergrund. Alle Regionen kommunizieren miteinander, und Suchprozesse werden unbewusst fortgesetzt. Auch der Hippocampus im Ruhemodus rückt manchmal mit Informationen heraus, von denen wir gar nichts wussten. Und so kommen uns die „besten Ideen“, jene Lösungen, die uns am Schreibtisch nie eingefallen wären. ➔ **KAP. 4** BEWEG DICH!

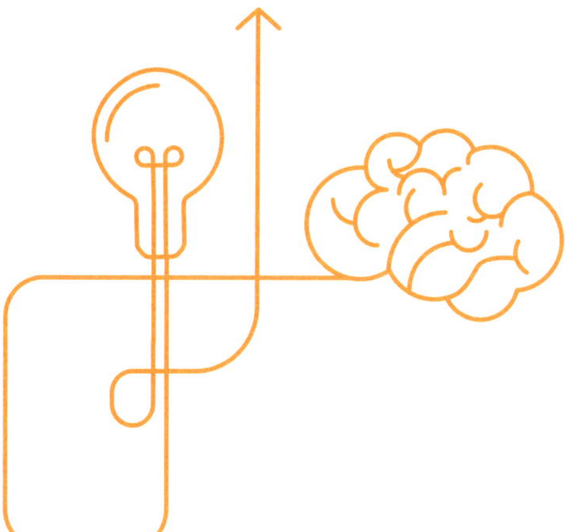

WOCHE 36

VON .... BIS ....

DER KREATIVITÄT FREIEN LAUF LASSEN!

Die Fachliteratur zum Thema Kreativität und Gehirn ist äußerst spannend, und alles dreht sich um das Ruhemodusnetzwerk.[18] Zum Kreativsein brauchen wir erstens viel Wissen/Können zu einem Thema und zweitens eine Fragestellung. Die gute Lösung kann gleich kommen – wenn nicht, dann hört das Gehirn nicht auf, nach der Lösung zu suchen. Es weckt uns sogar manchmal in der Nacht für eine „Grübelrunde" auf. Bewegen wir uns, schalten wir von Multitasking auf Ruhemodus: Jetzt kann das Gehirn auch jene Windungen absuchen, die sich abseits der gedanklichen Trampelpfade befinden. Und siehe da! Während des Laufens, Radfahrens ... kommt die Lösung plötzlich, vielleicht sogar eine neue Business-Idee. Würden Unternehmen Bewegung im Arbeitsalltag ihrer Mitarbeiter integrieren, wären sie bestimmt kreativer. Übrigens: Tischfußball (in vielen Unternehmen vorhanden) ist gut, aber nicht geeignet, um das Ruhemodusnetzwerk einzuschalten.

KENNST DU DAS GEFÜHL VOM ABSCHALTEN IM ALLTAG?

JA NEIN

Wodurch erreichst du es?

....

....

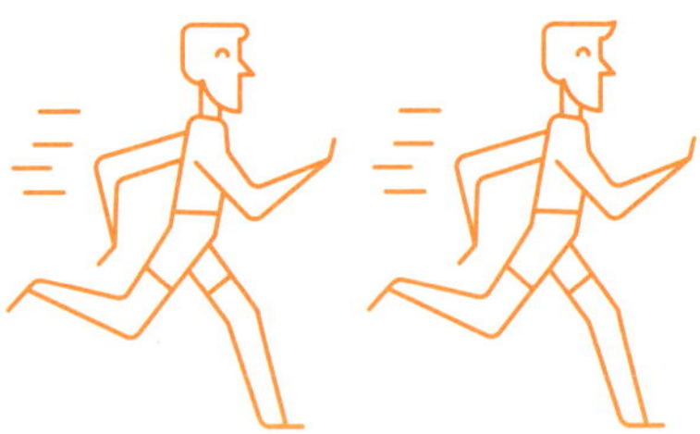

MEINE BEWEGUNG

	AKTIVITÄT	DAUER
MO		
DI		
MI		
DO		
FR		
SA		
SO		

ZUFRIEDEN?

#PROUD

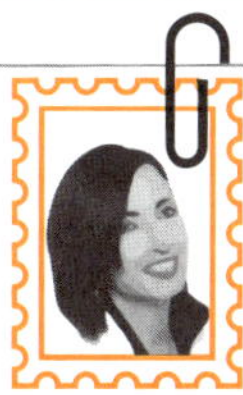

„BEI MIR GEHT ES AUCH OHNE BEWEGUNG!"

Diesen Satz höre ich oft genug, vor allem von Menschen in intellektuellen und auch kreativen Berufen. Sie sitzen viel, weil sich ja auch alles am Schreibtisch abspielt. Und selbstverständlich kommt es bei diesen Menschen zu Hochleistungen: Die Buchautorin schreibt ein gelungenes Manuskript, und der Grafiker macht schöne Illustrationen dazu. Wie wäre es aber, wenn diese Kreativen sich regelmäßig bewegen würden? Vielleicht würden die beiden zusammen jedes Mal einen Bestseller landen?! ;-)

WOCHE 37

VON .... BIS ....

DER SITZ DER KREATIVITÄT

Wie ist Kreativität überhaupt zu definieren? War Picasso kreativ? Ein Koch, ein Wissenschaftler, aber auch ein Florist können kreativ sein. Sie alle haben eines gemeinsam: Ihre Lösung zu einer Frage bricht meistens mit Bestehendem und schafft etwas Neues. Kreativität ist ein Mechanismus, der zu divergierendem Denken führt, der vom allgemeinen Muster abweicht – darin besteht die Originalität. Auf der Suche nach dem Hotspot der Kreativität im Gehirn sind in den letzten Jahren zahlreiche Studien durchgeführt worden. Man wurde nicht fündig. Abhängig von den Aufgaben im Kernspintomografen waren unterschiedliche Netzwerke im Gehirn aktiv.[19] Bestätigt werden allerdings immer wieder starke anatomische Verbindungen zwischen den unterschiedlichen Kreativitätsnetzwerken und dem Ruhezustandsnetzwerk.[20] Schaffen wir es also, über Bewegung das Ruhezustandsnetzwerk anzudocken, gelangen wir leichter in die Kreativitätsnetzwerke. Großartig – und das mit einem harmlosen Läufchen. Also raus mit uns. ;-) Ich gehe nach diesem Abschnitt selbst gleich laufen!

WIE SIEHT ES MIT DEINER KREATIVITÄT AUS?

Wann bist du am kreativsten?

....

Sind dir während der Bewegung schon mal gute/kreative Ideen gekommen? Wenn ja, welche?

....

....

Das ist doch ein guter Grund, sich auch heute zu bewegen. ;-)

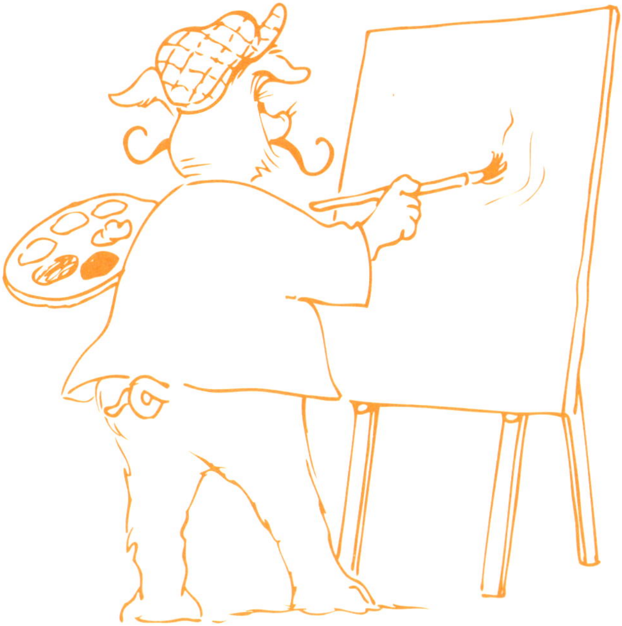

SIND SPITZENSPORTLER KREATIVER ALS ANDERE BERUFSGRUPPEN?

Natürlich nicht, sonst wäre jeder Marathonläufer auch gleich ein erfolgreicher Künstler, Erfinder oder genialer Geschäftsmann. Es gibt Sportarten, wie Skifahren, die kein Tagträumen zulassen. Ob die mentale Anstrengung kreatives Denken ermöglicht, hängt außerdem davon ab, welche Fragestellungen der Mensch – auch der Sportler – in seinem Leben hat, die dann unbewusst bearbeitet werden.

Notizen

MEINE BEWEGUNG

	AKTIVITÄT	DAUER
MO		
DI		
MI		
DO		
FR		
SA		
SO		

ZUFRIEDEN?

MEIN ZIEL FÜR DIESE WOCHE

HAST DU ES ERREICHT?

JA NEIN

WOCHE 38

VON .... BIS ....

VON DER RUHE IM GEHIRN

Einer der ganz Großen der Gehirnforschung weltweit ist Robert Turner: Er hat maßgeblich zur Entwicklung des Kernspintomografen beigetragen. Ende der 2000er Jahre, als Direktor der Physikabteilung am Leipziger Max-Planck-Institut, verpasste er kaum ein Meeting, in dem neue Experimente, auch zum Ruhemodusnetzwerk, präsentiert wurden. Im Englischen gibt es dafür zwei Bezeichnungen: *resting state network* und *default mode network*. Wenn das Gehirn auf Ruhemodus schaltet – zum Beispiel beim Tagträumen –, ruht es keinesfalls. Es laufen unzählige Prozesse im Hintergrund ab, die – wie gesagt – mit Kreativität, aber auch mit Problemlösung, mit Reflexion über Vergangenheit und Zukunft, perspektivischem Denken usw. zu tun haben. Aus diesem Grund regte sich Bob, wie wir ihn am Institut nannten, immer fürchterlich auf, wenn in den Vorträgen der Begriff resting state fiel. Er rief dann jedes Mal: „The brain never rests!“ Er hatte recht: Von Ruhe kann keine Rede sein!

#PROUD

Notizen

KEINE ZEIT FÜR BEWEGUNG? KEIN PROBLEM! DIE RECHNUNG VOM GEHIRN KOMMT ERST IM ALTER, DAFÜR ABER MIT HOHEN ZINSEN.“

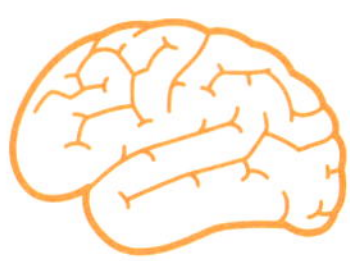

(M. Macedonia)

WARUM GEHIRN UND SMARTPHONE ÄHNLICH SIND ;-)

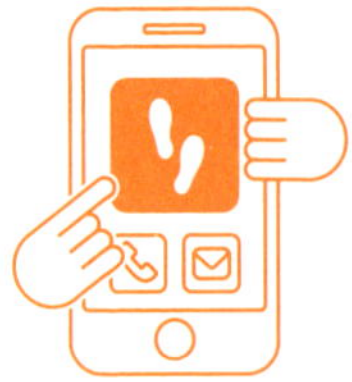

Man konnte viele Jahre nicht erklären, warum das Gehirn einen so hohen Energieverbrauch hat: zirka 20 Prozent der gesamten kalorischen Tageszufuhr, obwohl sein Gewicht bei einem Erwachsenen nur ein Fünfzigstel des gesamten Körpergewichts ausmacht. Ende der 1990er Jahre entdeckte der Neurowissenschaftler Marcus Raichle das Ruhemodusnetzwerk,[21] und es wurde klar, dass das Gehirn nie rastet und im Gegensatz zu anderen Körperteilen, wie etwa den Muskeln, permanent Energie braucht. Auch das Smartphone schaltet in den Ruhemodus, wenn wir es nicht benutzen. Und auch dort laufen zahlreiche Prozesse im Hintergrund ab, GPS, Aktualisierungsdienste, Push-Nachrichten usw. Es braucht uns nicht zu wundern, dass die Batterie am Ende des Tages leer ist, selbst wenn wir es kaum verwendet haben.

ZUCKER UND GEHIRN

Grundsätzlich braucht das Gehirn auch Glucose, ganz normalen Zucker, für seinen Energiehaushalt. Es ist nicht verboten, ihm ein Stückchen Schokolade oder eine Scheibe Kuchen zukommen zu lassen. Wie oft isst du jede Woche Kuchen / Schokolade?

☐ nie ☐ 1x ☐ 2x ☐ 3x ☐ >3x

VERSUCHE ZWISCHEN NIE UND 1X ZU BLEIBEN! ;-)

EINVERSTANDEN | ICH VERSUCHE ES

MEINE BEWEGUNG

	AKTIVITÄT	DAUER
MO		
DI		
MI		
DO		
FR		
SA		
SO		

ZUFRIEDEN?

Das ist gut gelaufen:

Das nehme ich mir vor:

WOCHE 39

VON .... BIS ....

TANZEN IST GUT!

Ideal für unser Gehirn ist ein Mix aus geistiger Leistung, Bewegung und Abschalten. Neben Bewegung, die zum Abschalten führt, gibt es auch Bewegungsarten, die geistige Leistung anregen, beispielsweise Tanzen. Natürlich ist hier nicht vom Disco-Tanzen die Rede, wo jeder sich so bewegt, wie er möchte. In Experimenten mit Profitänzern hat man festgestellt, dass Tanzen die Aufmerksamkeit, aber auch das Gedächtnis fördert![22] Die Effekte sind bei ambitionierten Laien ebenso festgestellt worden. Aber klar, man muss schon regelmäßig üben. Eine Zahl? Mit drei Stunden in der Woche lässt sich bestimmt viel erreichen. Noch besser wäre im Durchschnitt eine Stunde am Tag.

proud

Wir hätten es nie geschafft, wenn wir uns das nicht mit aller Willenskraft vorgenommen hätten ... Yeah! Ich bin auch stolz auf dich!

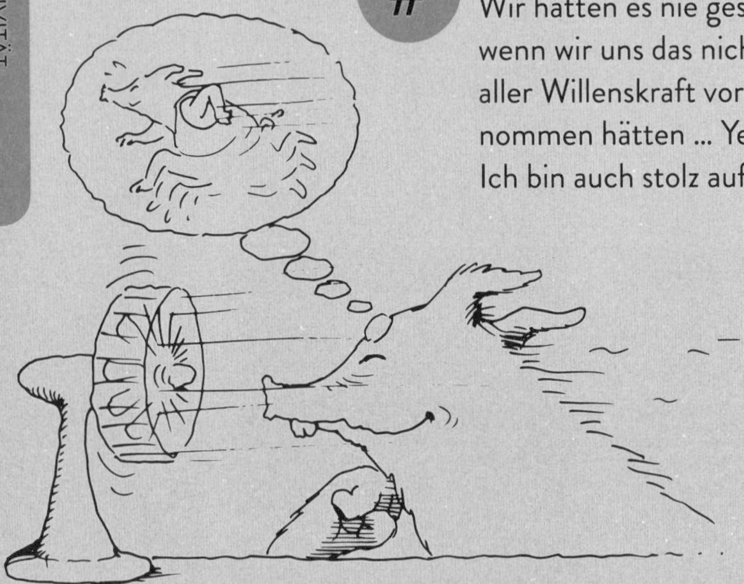

MEINE BEWEGUNG		
	AKTIVITÄT	DAUER
MO		
DI		
MI		
DO		
FR		
SA		
SO		

ZUFRIEDEN? ☹ 😐 ☺ 😀

DEINE DURCHSCHNITTSWOCHE

☐ Geistige Leistung ☐ Bewegung ☐ Abschalten

Wo besteht Verbesserungspotential?

....

....

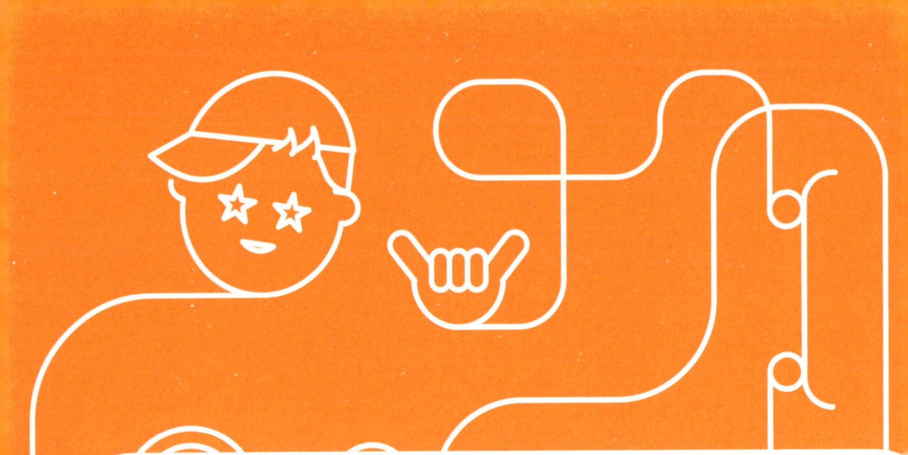

10

DIE NÄCHSTEN WOCHEN BEWEGE ICH MICH …

FÜR MEINE ZUFRIEDENHEIT

Als Aostatalerin wurde mir nicht die Frohnatur der Süditaliener geschenkt. Sie sind sowohl nach unserem allgemeinen Empfinden als auch laut Statistiken zufriedener als Menschen anderswo. Die Zufriedenheit verdanken die Südländer möglicherweise auch den vielen Sonnenstunden, die ihren Serotoninspiegel positiv beeinflussen. Licht regt die Ausschüttung des Gute-Laune-Hormons Serotonin an. Wir Mittel- und Nordeuropäer, die häufig mit Nebel, Regen und grauem Himmel leben müssen, produzieren weniger davon. Serotonin beeinflusst die Funktion vieler Regionen im Vorderhirn, wie die Impulskontrolle und die Entscheidungsfindung. Ist dieser Botenstoff in ausreichender Menge vorhanden, treffen wir vernünftige Entscheidungen und müssen nicht in jedem Konflikt die Hauptrolle spielen. Wir sind aber auch eher mit dem zufrieden, was wir haben. So ist das Glas halb voll und nicht halb leer.

Wie nicht anders zu erwarten, kann regelmäßige Bewegung die Ausschüttung von Serotonin anregen. Damit aber der Botenstoff ins Vorderhirn gelangt, braucht es lange und starke Verbindungswege zwischen den Raphe-Kernen, die ihn produzieren, und dem Vorderhirn. Diese „Wege“, also die Axone der Raphe-Kerne, müssen aber mit BDNF „gedüngt“ werden: So wachsen und bleiben sie funktionsfähig. Bewegen wir uns ausreichend, sorgen wir für beides, für Dünger (BDNF) und für Ausgeglichenheit (Serotonin). Auch an diesem Thema wird wieder einmal klar, dass Bewegung sich systemisch und nicht auf einzelne Mechanismen auswirkt. Evolutionär ist das eine sinnvolle Maßnahme: Bewegung ist der natürliche Regenerationsmechanismus des Gehirns! ➔ KAP. 6 BEWEG DICH!

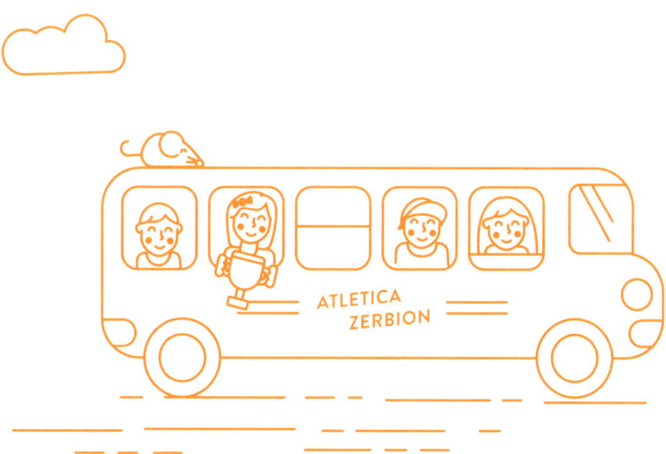

WOCHE 40

VON .... BIS ....

VOM GLÜCK WÄHREND DER ANSTRENGUNG: ENDORPHINE

Laufbegeisterte berichten oft von einem Glücksgefühl beim Laufen und führen dies auf die Endorphine zurück. Ihr Glücksgefühl wird aber eher von Dopamin und Serotonin und nicht von Endorphinen bewirkt. Damit der Körper β-Endorphin ausschüttet, muss die Anstrengung grenzwertig sein. Diese Substanz ist ein cannabisähnliches Opiat und die Evolution hat ihr eine präzise Rolle zugewiesen: Sie beruhigt und lindert zugleich Schmerzen. Sie wird als letzte Lösung hervorgekramt, wenn ein Ironman-Teilnehmer am Ende seiner Kräfte ist, weil er zuerst 4 Kilometer schwimmt, dann 180 Kilometer Fahrrad fährt und obendrauf einen Marathon läuft. Wenn er nicht mehr kann, hilft der Körper mit Drogen aus der eigenen Werkstatt – eine evolutionär sinnvolle Reaktion, allerdings nicht für den Ironman gedacht. ;-)

DIE „TOR DES GÉANTS“ IM AOSTATAL

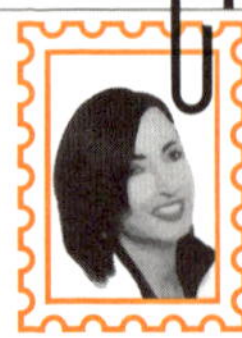

Jedes Jahr im September findet in meiner italienischen Heimat, dem Aostatal, die „Tor des Géants“, die „Tour der Riesen“ statt. Das ist ein Trailwettkampf der ungewöhnlichen Klasse: 330 Kilometer und 24.000 Höhenmeter müssen in maximal 150 Stunden (6 Tagen) zurückgelegt werden. Die Strecke führt zu allen „Riesen“ des Aostatals: Mont Blanc, Matterhorn, Monte Rosa usw. Labstationen, Feldbetten, Decken, Ärzte, alles ist da, um dieses Abenteuer möglich zu machen.
Valter (Walter auf Italienisch) Seris, mein jugendlicher Trainingskumpel in der Laufmannschaft, nahm 2014 teil. Er

MEINE BEWEGUNG

	AKTIVITÄT	DAUER
MO		
DI		
MI		
DO		
FR		
SA		
SO		

ZUFRIEDEN?

berichtet, er hätte auf dieser Tour Himmel und Hölle erlebt: Schmerzen, Halluzinationen und Gedächtnislücken, Momente der Verzweiflung und der Sterbenslust und Augenblicke der unermesslichen Freude, Tränen und Lachen. Valter sagte, es gäbe ein Leben vor der Tor und ein Leben danach, eine Art Trauma mit Horizontexplosion. Die Tor des Géants ist eine Extremerfahrung für den Körper, ein Daueralarmzustand für das Gehirn: Ja, Valter hat bestimmt ein Runner's High erlebt – wie nicht anders zu erwarten bei diesem Monsterlauf!

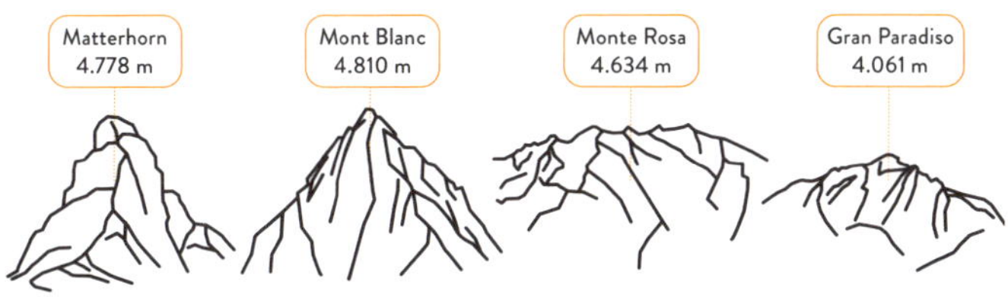

WOCHE 41

VON .... BIS ....

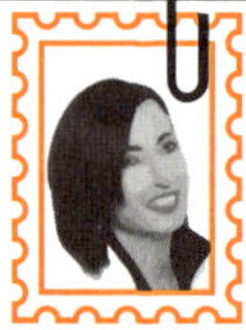

MIT EINER PLASTIK-MADONNA IN DER HAND

In der Jugend war ich in einer Laufmannschaft. Im Sommer bestand unser Training fast jeden Sonntag aus einem Wettkampf. Das waren Volksläufe, die im Aostatal unweigerlich auf Trails (so sagt man heute) hinauf auf einen Berg führten. Auf Muli-Wegen liefen wir zu Almen oder in die entlegensten Dörfer, mit dem Gemeinschaftsbackofen und den typischen Aostataler Stein- und Holzhäusern. Wir liefen durch Häusergruppen, die nach Stall und Heu rochen, an den weidenden Kühen, dem hohen Sommergras vorbei, mit den Dotterblumen, die Fettaugen in der Milch machen – so sagten die Alten zumindest. Diese Läufe waren extrem anstrengend, und wir waren nie wirklich darauf trainiert: Jedes Mal kämpften wir gegen eine andere Distanz in einem anderen Gelände. Man musste einfach nur stark und vor allem hart im Nehmen sein. Ich vertraute einer kleinen Plastikmadonna, die mir meine Mutter aus Lourdes mitgebracht hatte. Ich hielt sie in der Hand, kämpfte mich hinauf, den Rosenkranz betend, und blendete die Schmerzen aus. Diese Wettkämpfe mit den Entbehrungen, den Krämpfen im Magen und dem bitteren Speichel im Mund haben mich für das Leben geprägt: Ich kann noch, wenn alle anderen nicht mehr können.

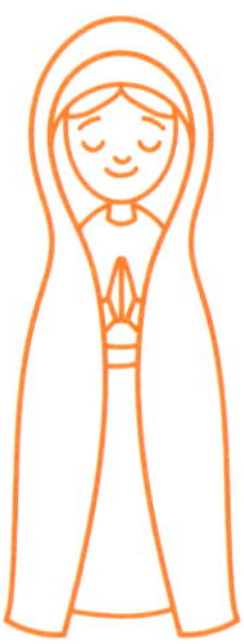

MEINE BEWEGUNG		
	AKTIVITÄT	DAUER
MO		
DI		
MI		
DO		
FR		
SA		
SO		
ZUFRIEDEN?	☹ 😑 ☺ 😀	

DEIN AMULETT

Hast du ein Amulett? Ein Sinnbild für deine Stärke? Einen Gegenstand, den du in der Hand halten kannst, während du dich anstrengst, der dir hilft, deine mentale und körperliche Kraft hervorzuholen?

JA NEIN

Wenn ja, leg ihn dir zum Tagebuch und vergiss nicht, ihn nächstes Mal mitzunehmen!

WOCHE 42

VON .... BIS ....

MEINE BEWEGUNG		
	AKTIVITÄT	DAUER
MO		
DI		
MI		
DO		
FR		
SA		
SO		

ZUFRIEDEN?

MEIN PROVIANT FÜR UNTERWEGS

TIPP

Ich nehme selbst bei langen Wanderungen, Ski- und Radtouren kaum etwas zu essen mit, eventuell eine Scheibe Brot mit einem kleinen Stück Käse (30 Gramm in etwa) oder einen selbst gemachten Müsliriegel. Ich kaue ihn langsam, trinke dazu frischen Ingwertee aus der Wurzel, Leitungs- oder Früchtewasser. Es reicht, um den Magen zu beruhigen, wenn er knurrt.

MÜSLIRIEGEL

REZEPT

Je 200 g Getreideflocken, Trockenfrüchte und gehackte Nüsse leicht anrösten.

130 g Butter und 120 g Honig erwärmen. Die Getreideflocken, Trockenfrüchte und Nüsse und 1 mittelgroßes Eiweiß hinzufügen, gut durchmischen

Blech mit Backpapier auslegen, Masse glatt streichen und bei ca. 160°C ca. 20–25 Minuten backen. Dann in Stücke schneiden und in einem luftdichten Glas aufbewahren.

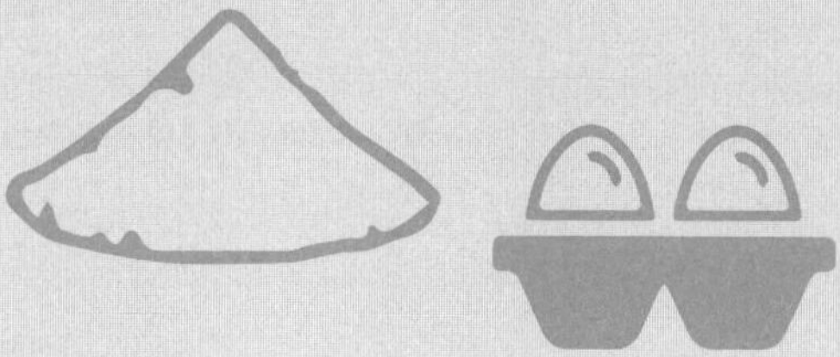

Notizen

WOCHE 43

VON .... BIS ....

SERHOTONIN – EINE WOHLTAT FÜR UNSEREN SCHLAF

Ausgeglichene Menschen schlafen besser: Sie sehen die Probleme ihres Lebens gelassener und lassen sich in der Nacht nicht von ihnen wecken. Das, was oft als Persönlichkeitszug beschrieben wird, hat möglicherweise nur mit den Funktionen ihres Gehirns zu tun. Es ist gut nachgewiesen, dass dieser Botenstoff für die Schlafvorbereitung, aber auch für die Schläfrigkeit und die Aufrechterhaltung des Schlafes in der Nacht zuständig ist. Warum funktioniert das bei dem einen mehr und bei dem anderen weniger? Wahrscheinlich sind bei manchen Menschen die Raphe-Kerne leistungsfähiger und versorgen ihr Vorderhirn besser.[23]

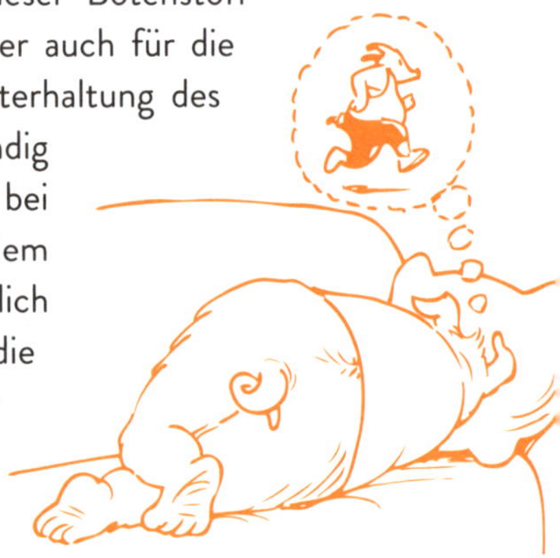

SMARTPHONE IM BAD LASSEN ;-)

TIPP

Bei Dunkelheit verwandelt die Zirbeldrüse Serotonin in Melatonin. Grelles Licht stoppt diese Umwandlung und stört den Schlaf-Wach-Rhythmus. Auch aus diesem Grund sollte das Smartphone über Nacht im Bad bleiben: Sein Display-Licht wirkt sich – trotz Spezialeinstellungen – negativ auf die Tätigkeit der Zirbeldrüse aus.

MEINE BEWEGUNG

	AKTIVITÄT	DAUER
MO		
DI		
MI		
DO		
FR		
SA		
SO		

ZUFRIEDEN?

MEIN ZIEL FÜR DIESE WOCHE

HAST DU ES ERREICHT?

JA NEIN

#HEALTHYFOOD

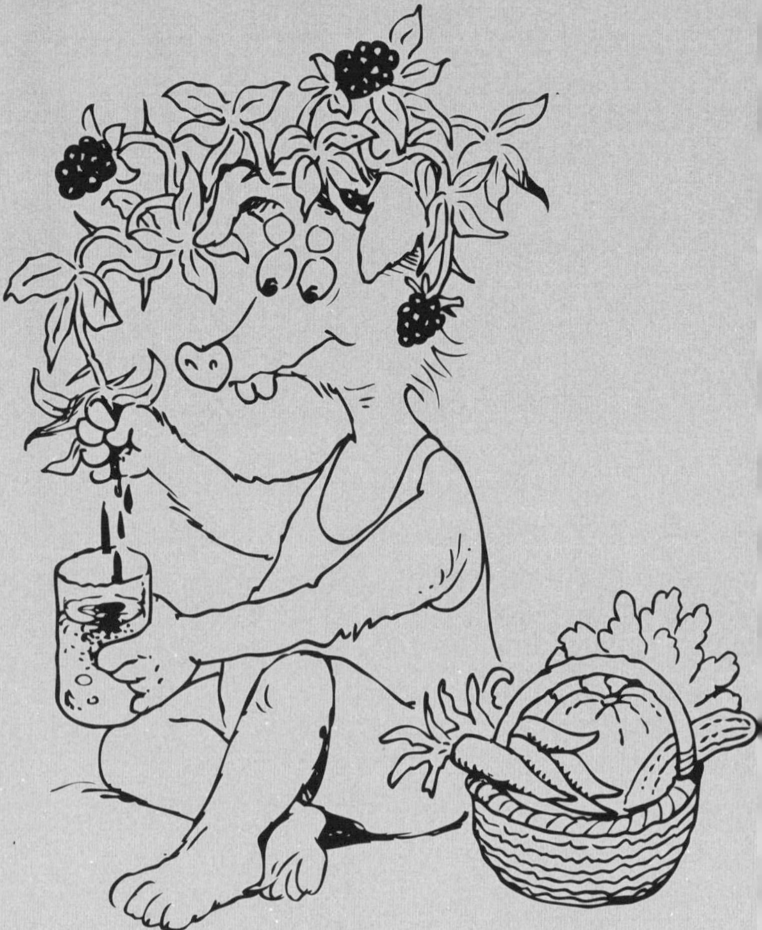

healthyfood

Frisches Obst und Gemüse, hochwertige Fette – jeder, wie er möchte. Persönlich liebe ich auch Fleisch und Fisc wenn frisch zubereitet. Ich will in meiner Nahrung weder Zusatzstoffe noch Konservierungsmittel haben. Gesunde Ernährung ist einfach und folgt dem gesunden Mensche verstand: Deswegen koche ich regelmäßig und ich friere meine eigenen Fertiggerichte ein, warum nicht?

WARUM SORGEN IN DER NACHT GRÖSSER WERDEN

Haben wir ein Problem, kann es sein, dass es uns in der Nacht weckt und wir anfangen zu grübeln. Das kann mitunter quälend sein, denn alles erscheint wesentlich schlimmer, als es ist, manchmal sogar unlösbar. Unsere Gedanken drehen sich im Kreis, und Ängste malen große Schatten an die Schlafzimmerwände. Aber nach dem Frühstück ist die Welt wieder in Ordnung. Warum ist das so? Ganz einfach: Wir stehen in der Nacht unter Melatonineinfluss! Dieses Hormon wird aus Serotonin produziert, um diverse Funktionen im Gehirn zu erfüllen: Es repariert Schäden an unserer DNA, sorgt dafür, dass Kinder wachsen, reguliert aber auch unseren Schlaf-Wach-Rhythmus.[24] Gegen 3 Uhr nachts ist der Melatoninspiegel am höchsten, der Serotoninspiegel dafür am niedrigsten. Wachen wir auf, sitzen wir – aus Sicht der Gehirnchemie – in einer kleinen Depression. Deswegen scheinen uns in der Nacht Probleme als unlösbar!

Notizen

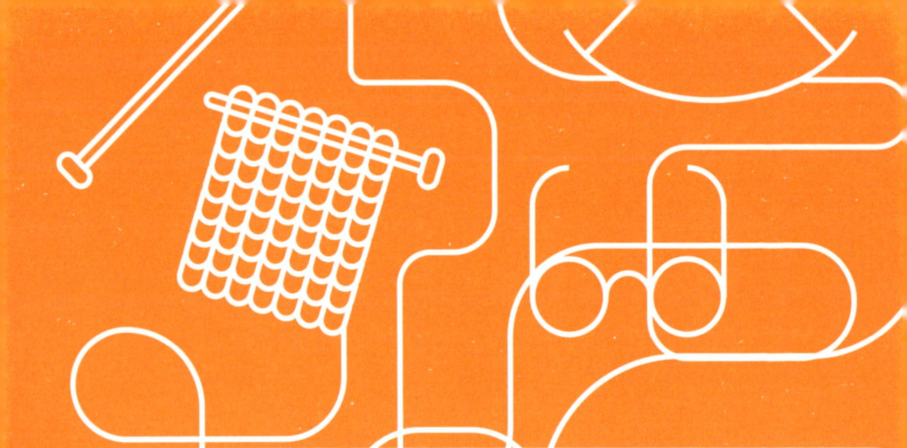

11

DIE NÄCHSTEN WOCHEN BEWEGE ICH MICH …

GEGEN ALZHEIMER

Im Jahr 2012 hat Maiken Nedergaard, eine dänische Neurobiologin, eine großartige Entdeckung gemacht: Gehirn und Rückenmark verfügen über eine Art Reinigungssystem, glymphatisches System genannt. Aus Gliazellen gebaut, schmiegt es sich an die Blutgefäße an und entsorgt Schadstoffe sowie Ablagerungen des Gehirnstoffwechsels. Nun, was sind diese Ablagerungen überhaupt? Es handelt sich um Eiweiße wie z. B. Beta-Amyloid und Tau-Protein. Im gesunden Gehirn erfüllen beide Eiweißsorten wichtige Funktionen. Während Beta-Amyloid antibakteriell wirkt und für die Kommunikation unter Neuronen wichtig ist, bestimmt das Tau-Protein den Aufbau unserer Neuronen, ihres Zellenskeletts. Werden diese zwei Eiweißsorten nicht abtransportiert, beschädigen sie Axone und Dendriten. Die Zellen können nicht mehr miteinander kommunizieren, sterben ab, und die Hirnmasse verringert sich. Mit zunehmendem Alter funktioniert das glymphatische System immer schlechter, so wie in einer Stadt die Kanalisation, wenn sie nicht instand gehalten wird. Da und dort ist ein Tunnel reparaturbedürftig, ein Abfluss verstopft, ein Rohr gebrochen. Bleiben auf der Gehirnoberfläche Ablagerungen liegen, weil sie nicht mehr effizient abtransportiert werden, ist der Weg für die Entstehung der gefürchteten Alzheimer-Plaques geebnet.

Als wäre das nicht genug, ist auch der Stoffwechsel der Mitochondrien, der kleinen Kraftwerke der Neuronen, gestört. Radikale, also oxidative Substanzen, entstehen, die der Zelle ebenfalls zusetzen. Diese und noch weitere Prozesse zerstören im Laufe der Zeit die Netzwerke unseres Wissens und unseres Könnens. Die einzig gute Nachricht ist heute, dass Bewegung das glymphatische System anregt und sogar zur Verringerung der Alzheimer-Plaques führt. ➔ **KAP. 7** BEWEG DICH!

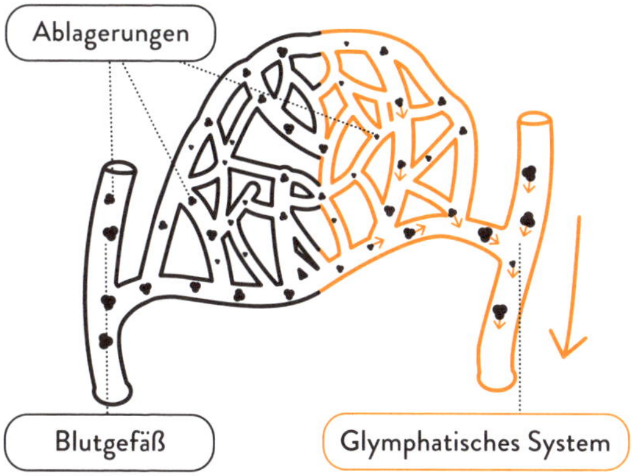

GLYMPHATISCHES SYSTEM

WOCHE 44

VON .... BIS ....

ALTERN IST UNBARMHERZIG!

Alle haben – auch ich – Angst vor Alzheimer und vergessen dabei, dass die geistige Leistung bereits durch den Alterungsprozess abnimmt. Wir bauen ab – das ist nicht gleich eine Krankheit. Worst Case: Man erkrankt zusätzlich, und das ist das Horrorszenario schlechthin! Wie wirkt sich der normale Alterungsprozess aus? Wenn die Raphe-Kerne schrumpfen, schütten sie weniger Serotonin aus. Wir neigen zu Gemütsschwankungen, zu Depressionen und zu schlechtem Schlaf. Auch der Hippocampus schrumpft (ab dem 20. Lebensjahr um 1 bis 2 Prozent im Jahr). Unser Kurzzeitgedächtnis wird schlechter. Die Gehirnrinde wird dünner, auf der alle Netzwerke sind, die unser Wissen und Können langfristig gespeichert haben. Ergebnis: Wir vergessen auch wichtige Dinge, die in unserem Leben stattgefunden und die wir gewusst haben. Außerdem kann es sein, dass wir keine Freude mehr empfinden können, ja vielleicht, weil man sich nicht mehr verliebt oder die Kinder nicht mehr nach Hause kommen, oder aber auch, weil die dopaminergen (Dopamin produzierenden) Kerne kleiner und weniger aktiv geworden sind. So schwächelt auch die Glückshormonzufuhr in unserem Vorderhirn. Die Pille gegen den allgemeinen Verfall des Gehirns gibt es nicht, aber Bewegung schafft Abhilfe – nachweislich und ohne Rezept!

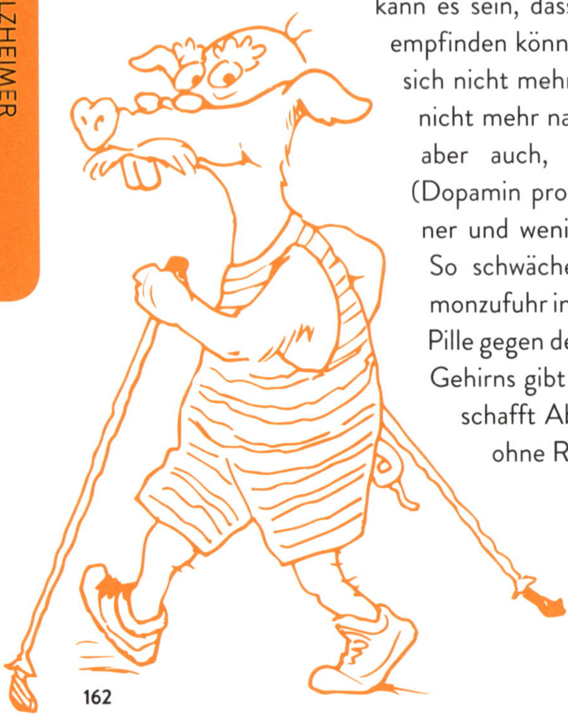

MEINE BEWEGUNG		
	AKTIVITÄT	DAUER
MO		
DI		
MI		
DO		
FR		
SA		
SO		
ZUFRIEDEN?		

VOM DOPAMIN

Es gibt auch noch einen zweiten Dopaminkreislauf. Er ist nicht für die Freude am Leben zuständig, sondern für die Flüssigkeit unserer ewegungen. Auch dieser Kreislauf verliert mit zunehmendem Alter an Effizienz, und unsere Bewegungen werden langsamer, zaghafter, unkoordinierter, kurzum mühsamer. Die Extremform des Dopaminmangels ist die Parkinson-Krankheit, die allerdings keine normale Alterserscheinung ist. Wer sich regelmäßig bewegt, hat nicht nur bessere Laune, sondern hält auch diesen Kreislauf auf Trab!

WOCHE 45

VON .... BIS ....

EPIGENETIK VON ALZHEIMER

Alzheimer ist kein Urteil, und auch die Gene sind es nicht. Wir sind nicht unsere Gene, wie es oft heißt. Selbst wenn ein Familienmitglied daran leidet und wir die genetische Prädisposition dazu haben, müssen wir nicht erkranken. Wir sind zwar Genträger, aber das Ausbrechen einer Krankheit hat mit ihrer sogenannten Genexpression zu tun. Ein Gen kann man sich wie ein Stückchen Schnur vorstellen, in der viele Pakete enthalten sind. Sie sind Teilprogramme zur Entfaltung des Gens. Bei Alzheimer sind im Gen diverse Angriffe auf das Gehirn beschrieben, also die Bildung der Plaques und die progressive Zerstörung des Gehirns. Damit dieser Bauplan der Zerstörung am Tag X wirksam wird, muss ein großer Schalter umgelegt werden, der sich am Anfang des Bauplans befindet, der „Promotor".

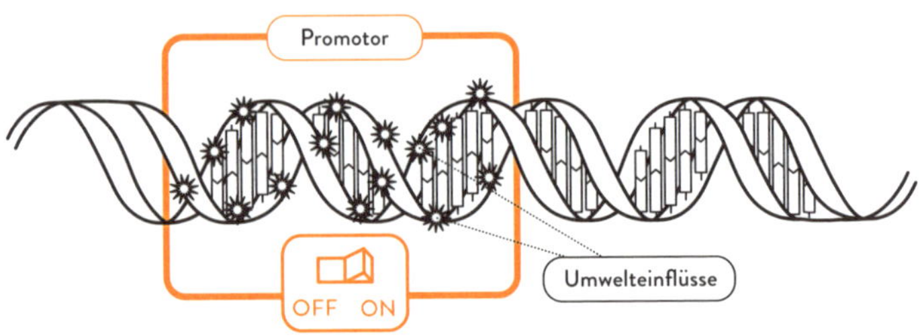

Darin sind die Umwelteinflüsse (Transkriptionsfaktoren) eingebaut, die jeden Tag ein bisschen mehr die Einschaltung bewirken. Um Alzheimer vorzubeugen, spielt der Lebensstil eine große Rolle[25]: Bewegung, eine gesunde Ernährung, aber auch ausreichend Schlaf und vor allem wenig Stress. Bei Stressreaktionen schütten wir Cortisol aus. Und dieses Hormon, das uns in der Evolution das Überleben ermöglicht hat, kann uns im Alter zum Verhängnis werden. Es kann den Promotor einschalten, sich also auf den Ausbruch der Krankheit auswirken. ➔ KAP. 4 BEWEG DICH!

MEINE BEWEGUNG		
	AKTIVITÄT	DAUER
MO		
DI		
MI		
DO		
FR		
SA		
SO		
ZUFRIEDEN?	☹ 😐 🙂 😀	

WARUM WERDEN DIE SARDEN SO ALT?

Die ältesten Menschen in Italien leben auf Sardinien.[26] Die meisten von ihnen waren in ihrer Jugend Bauern oder Schäfer, haben unter unwirtlichen Umständen gelebt und gearbeitet. Sie haben sich bestimmt halbwegs gesund ernährt, ein paar Gläser Wein bei den Mahlzeiten getrunken und oftmals auch geraucht. Was sie aber nicht hatten, war Stress. Vermutlich werden sie deswegen 100 Jahre und älter.

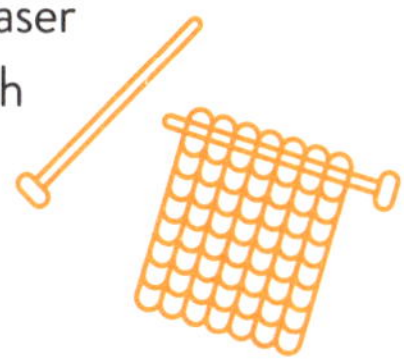

WOCHE 46

VON .... BIS ....

MEINE BEWEGUNG		
	AKTIVITÄT	DAUER
MO		
DI		
MI		
DO		
FR		
SA		
SO		

ZUFRIEDEN?

MEIN ZIEL FÜR DIESE WOCHE

....

....

....

HAST DU ES ERREICHT?

JA NEIN

TELOMERE UND PSYCHISCHER STRESS

Haben wir psychischen Stress, schüttet die Nebenniere das Stresshormon Cortisol aus. Dieses trägt dazu bei, dass sich Gene einschalten, natürlich auch solche von Krankheiten. Und nicht nur das: Cortisol lässt Zellen altern, ob im Zehnagel oder im Gehirn. Es bewirkt einen allgemeinen Entzündungszustand, welcher die Telomere, die Schutzkappen der Gene, kürzer werden lässt. Die im Genstrang enthaltenen Programme, z. B. für gesunde Zellwände, werden nicht mehr nach dem ursprünglichen Bauplan erstellt, sondern schlampiger. Je mehr Stress ein Mensch ausgesetzt wird, desto kürzer können seine Telomere sein und desto öfter wird er auch krank. Für diese Erkenntnisse[27] hat die Amerikanerin Elizabeth Blackburn 2009 den Medizin-Nobelpreis bekommen. So überrascht es nicht, dass Menschen, die Schicksalsschläge erleiden, sichtbar altern und im Kopf nicht mehr fit sind. Ich denke auch immer an Senioren, die im fortgeschrittenen Alter ihr Zuhause für eine Pflegeeinrichtung verlassen (müssen). Die damit einhergehende Veränderung und häufig auch der Widerwille, dieses neue Zuhause anzunehmen, führen dazu, dass sie psychisch und physisch abbauen. Die gute Nachricht? Wie nicht anders zu erwarten: Bewegung baut Cortisol ab, und die Länge der Telomere bleibt erhalten! Es gibt Hoffnung, aber sie ist mit dem Verlassen der eigenen Komfortzone verknüpft.

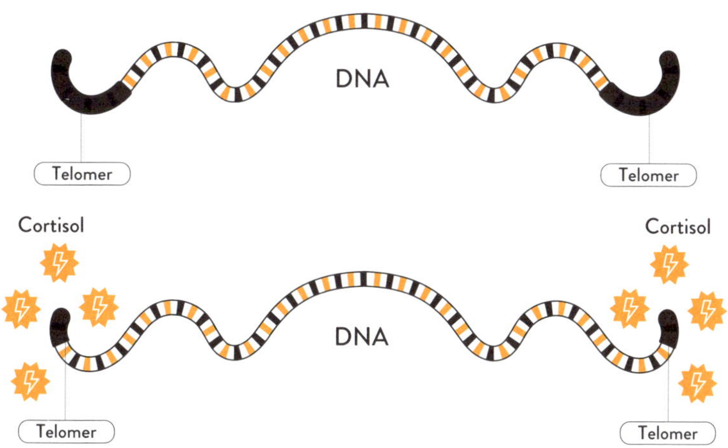

„BEI MIR IST ES SCHON EGAL"

Wie oft ich das höre! Das sagen mir junge Menschen mit 30 Jahren, aber auch 50- und nicht zuletzt 70-Jährige. Die Jungen können noch scherzen, denn ihnen fällt fast jeder Name ein, und das, was sie lesen, merken sie sich. Die 50-Jährigen wissen zwar, dass ihnen der geistige Abbau bevorsteht, und merken das vielleicht schon ein bisschen, hoffen aber auf die Antiaging-Wunderpille in naher Zukunft. Die noch Älteren freuen sich darüber, dass es ihnen noch gut geht. Die Betroffenen reden nicht mehr mit.

„WOLLEN WIR ES GAR NICHT WAHRHABEN, DASS WIR UNS BEWEGEN SOLLEN? KEIN PROBLEM, DER EVOLUTION IST ES EGAL, WENN EIN PAAR MEHR DEMENT STERBEN."

(M. Macedonia)

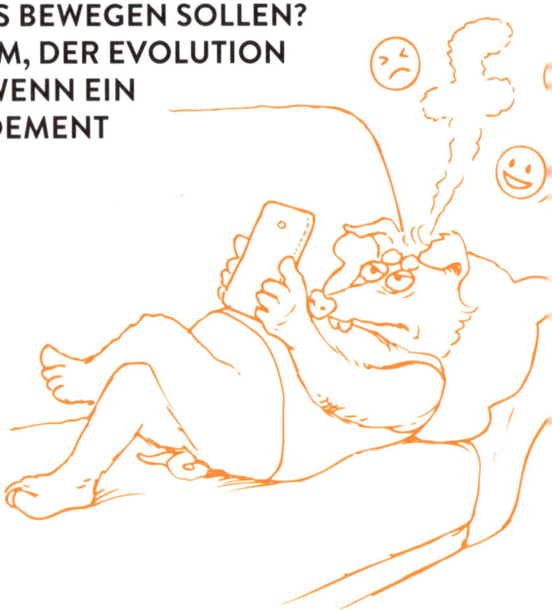

[Vergiss bitte nicht zu posten ;-)
Wir freuen uns, wenn wir gemeinsam des Weges gehen!]

WOCHE 47

VON .... BIS ....

TANZEN: EINE WOHLTAT FÜR DAS ALTERNDE GEHIRN

Viele Menschen tanzen gern, und zu zweit macht das Leben auch mehr Spaß. Wie wäre es mit einem regelmäßigen Tanzkurs? In einer neuen Studie[28] haben 38 Teilnehmer (zwischen 63 und 80 Jahren) ein halbes Jahr neue Choreografien außerhalb der Komfortzone trainiert. Danach wurden ihre Gehirne mit denen einer Gruppe verglichen, die nicht getanzt hatte. Auffällig waren die anatomischen Unterschiede zwischen beiden Gruppen, die in dieser kurzen Zeit entstanden waren. Vor allem Gehirnstrukturen, die zum Netzwerk der kognitiven Kontrolle gehören, waren dichter und stärker geworden, aber auch motorische Areale. Im Klartext: Tanzen ist gut für das Multitasking und die Motorik und ist auf jeden Fall empfehlenswert.

TIPP

LIEBE DEIN GEHIRN

Früher habe ich mein Gehirn strapaziert. Aber seit meinem Gedächtnisausfall im Jahr 2009 (siehe Einleitung im Buch „Beweg dich und dein Gehirn sagt Danke") hat sich meine Beziehung zu ihm verändert: Ich pflege es ganz bewusst mit Bewegung, ausreichendem Schlaf und Ruhepausen. Junkfood, Alkohol und Konflikte versuche ich von ihm fernzuhalten: Mein braves, verlässliches Gehirn braucht seine Pflege. Es ist auch mein bester Freund, und mit ihm zusammen bin ich stark. ;-)

MEINE BEWEGUNG		
	AKTIVITÄT	DAUER
MO		
DI		
MI		
DO		
FR		
SA		
SO		
ZUFRIEDEN?		

KURZER GESAMTCHECK

Wie oft hast du dich durchschnittlich in den letzten Wochen bewegt?

....

Wie sieht es mit der Freude an der Bewegung aus?

....

Ist dein innerer Schweinehund noch sehr groß?

....

WOCHE 48

VON .... BIS ....

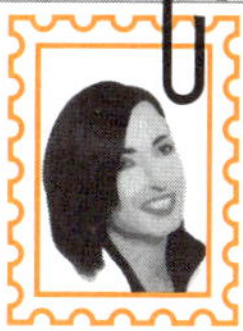

VON DER GUTEN LAUNE IM ALTER

Meine Oma Irene war Bäuerin. Sie hatte immer Tiere, also eine Kuh, ein Schwein, Hühner, Kaninchen, eine Schneckenzucht und einen Garten, in dem sie ihr Gemüse anbaute. Sie verkaufte alles auf dem Markt oder auch direkt vor der Haustür. Oma Irene legte am Tag ca. 20 Kilometer zu Fuß zurück. Obwohl sie hart arbeitete und als kleine Bäuerin gerade über die Runden kam, erinnere ich mich nicht, dass sie jemals gejammert hätte. Hin und wieder fluchte sie, wenn die Nina – ein freilaufendes Schwein – ihr nicht folgte. Mit einem Weidenzweig, den sie in der Luft wirbelte, löste sie das Problem und wurde auch ihre Aggression los. Arbeit war ihr Leben und Bewegung ihr Elixier. Nachdem unser Opa verstorben war, fand sie sich in ein Leben ohne Partner ein – ohne Konflikte, daher auch auch ohne Sorgen diesbezüglich. Sie hatte keinen seelischen Stress und wahrscheinlich selten Cortisolausschüttungen.[29] Wir Enkelinnen hatten das Gefühl, Oma Irene sei der Felsen in der Brandung, stark und stabil, egal bei welchem Sturm. Wir waren gerne dort, obwohl sie nicht wirklich Zeit für uns hatte. Wir trotteten ihr nach, in den Stall, zu den Schnecken, zum Heumachen und Gemüseernten. Auf ihre Art war sie eine tolle Oma.

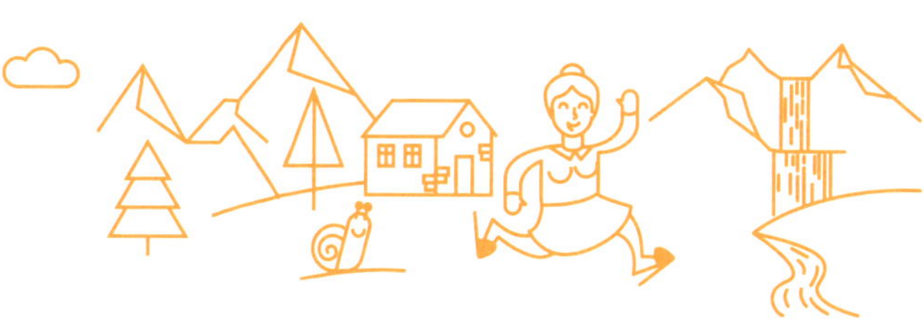

MEINE BEWEGUNG

	AKTIVITÄT	DAUER
MO		
DI		
MI		
DO		
FR		
SA		
SO		

ZUFRIEDEN? ☹ 😐 ☺ 😃

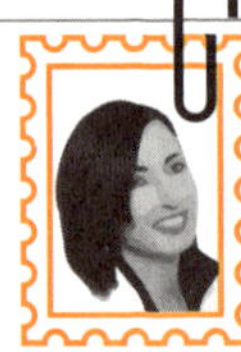

ANGST – DER BESTE SPORTCOACH

Eine Patientin der Innsbrucker Gedächtnisambulanz werde ich nie vergessen: Sie kam regelmäßig in Begleitung ihres Mannes zu diversen Tests und zur Kontrolle. Die ältere Dame war dement und schwer depressiv. Sie erzählte mir immer skurrile Geschichten von den riesigen, schwarzen Katzen, die in ihrer Wohnung auftauchten. Die Angst davor, im Alter genauso zu werden, ist mein bester Sportcoach!

schweinehund

Ist er besonders groß geworden? Schuhe anziehen und raus ... Er wird schon wieder klein! ;-)

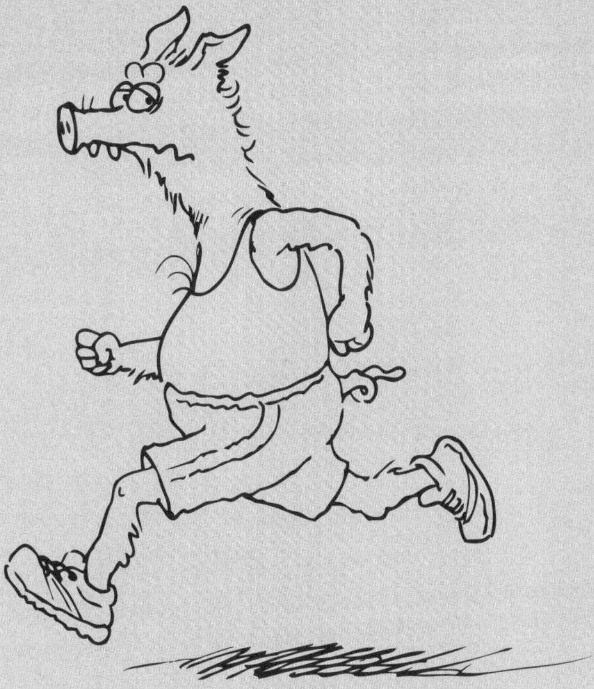

WIE GROSS IST DEINE ANGST, AN DEMENZ ZU ERKRANKEN?

- [ ] sehr groß
- [ ] groß
- [ ] nicht so groß
- [ ] ich hab keine Angst

Was tust du ab sofort aktiv dagegen?

....

....

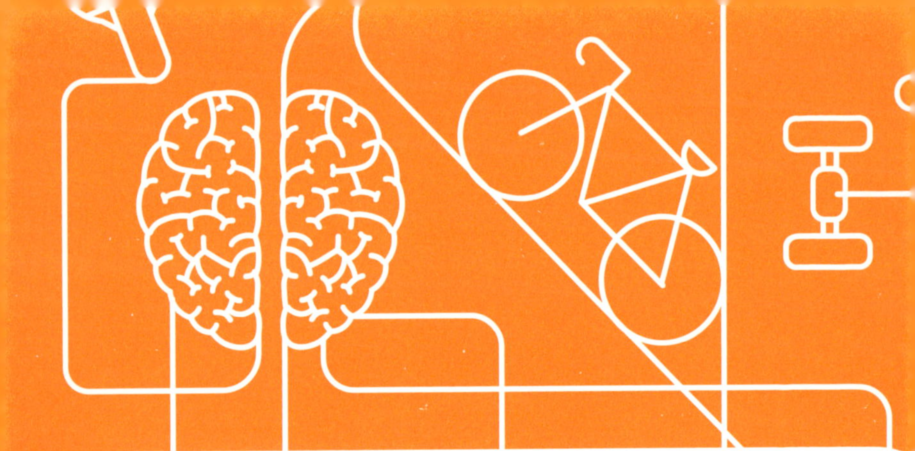

12

DIE NÄCHSTEN WOCHEN BEWEGE ICH MICH ...

WEIL KÖRPER UND GEIST EINE EINHEIT BILDEN

Der französische Philosoph René Descartes vertrat die Theorie von Leib und Seele als getrennte Einheiten und prägte so unsere Denkweise über Körper und Geist. Bis in die 1980er Jahre hinein gab es in verschiedenen Disziplinen Anhänger dieser Theorie. Den meisten Religionen kommt sie entgegen: Die Trennung ermöglicht der Seele das Weiterbestehen nach dem Tod. Losgelöst von philosophischen und religiösen Vorstellungen, zeigt uns die Neurowissenschaft allerdings, dass Geist und Körper eine Einheit bilden. Ein Schlaganfall oder eine Kopfverletzung kann sich verheerend auf die geistigen Fähigkeiten des Menschen auswirken: Sprachverlust, Gedächtnisbeeinträchtigung, Aufmerksamkeitsstörungen und Persönlichkeitsveränderungen sind oft die Folge. Auch neurodegenerative (Nervengewebe zerstörende) Erkrankungen, wie z. B. Alzheimer, können auftreten. Im Endstadium gehen nicht nur das Gedächtnis, sondern auch alle möglichen geistigen Fähigkeiten, Wahrnehmung und Emotion, verloren.

Kinder lernen die Welt durch ihren Körper kennen, die Sprache auch durch Interaktion mit ihrem Körper. Das kleine Kind greift, schmeckt, lässt die Zitrone fallen und riecht an ihr, bevor es die Bezeichnung dafür erfährt. Ohne sensomotorische Erfahrung – also ohne Körper – würde das Erlernen der Muttersprache nicht funktionieren. Und so ist es in vielen Bereichen der Kognition: Wir lernen, fühlen und denken mit unserem Körper.[30] Ihm wohnen Mechanismen inne, die den Geist pflegen. Über Bewegung hält der Körper den Geist instand. Wir haben es selbst in der Hand, einen gesunden und leistungsfähigen Geist aufzubauen, uns vor geistigen Krankheiten und Demenz zu schützen. Bewegung ist noch keine Garantie, aber auch nicht nur eine Meinung. Bewegung ist die einzig verlässlich funktionierende Maßnahme gegen alle Angriffe auf unseren Geist. Daher: „**RUNTER VOM SOFA!**" ;-)

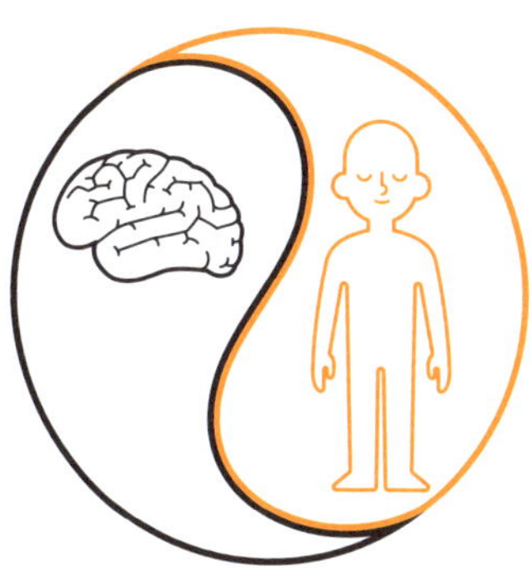

WOCHE 49

VON .... BIS ....

DIE DARM-HIRN-ACHSE

Wie wir gesehen haben, beeinflusst der Geist den Körper und der Körper den Geist. In puncto Depression verfolgt die neuere Forschung noch eine andere Fährte. Sie zeigt, dass auch der Darm für die Entstehung von Depressionen verantwortlich sein kann. Im Darm leben unzählige Lebewesen: Einzeller, Bakterien und Viren sowie Schimmelpilze – das ist unser Mikrobiom. Sind sie in einem ausgewogenen Verhältnis zueinander, geht es uns körperlich und psychisch gut. Kommt es zu Verschiebungen in diesem Gleichgewicht, können Depressionen entstehen. Eine Forschungsgruppe an der belgischen Universität Leuven hat zwei Stämme von Bakterien identifiziert – *Coprococcus* und *Dialister* –, die bei den untersuchten depressiven Probanden (1.054 Personen) fehlten.[31]

BEST FRIENDS

Pflegst du auch deinen Darm mit dem richtigen Essen und Bewegung?

JA NEIN

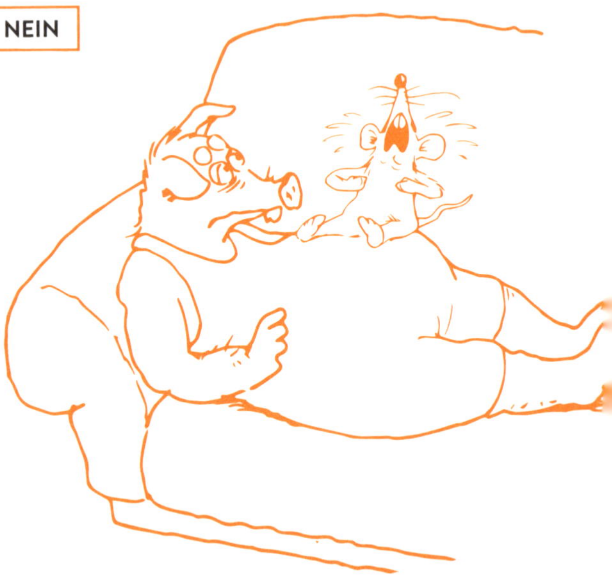

MEINE BEWEGUNG		
	AKTIVITÄT	DAUER
MO		
DI		
MI		
DO		
FR		
SA		
SO		
ZUFRIEDEN?		

VON DEPRESSIVEN MÄUSEN

John Cryan hat durch seine Experimente über das Mikrobiom Weltberühmtheit erlangt.[32] Er wollte wissen, ob die Umsiedlung von Darmflora eines depressiven Menschen in den Darm eines anderen Lebewesens Einfluss auf seine Stimmung haben kann. Mittels Fäkalientransplantation von depressiven Menschen in den Darm von Mäusen gelang es dem britischen Wissenschaftler, die Tiere depressiv zu machen. Sie bewegten sich und erkundeten ihre Umgebung weniger und zeigten Symptome von Niedergeschlagenheit. Ob auch der umgekehrte Weg funktioniert und gegen Depression eine Stuhlspende von Menschen hilft, die nicht krank sind? Die Forschung ist im Jahr 2019 noch nicht so weit, aber möglicherweise geht es in diese Richtung – gepaart mit Diäten, die unserem Mikrobiom guttun.[33]

WOCHE 50

VON .... BIS ....

KAM ZUERST DAS EI ODER DIE HENNE?

Es kann natürlich auch umgekehrt sein: Vielleicht beeinflussen ja geistige Vorgänge die Besiedlung des Darms? Es könnte sein, dass Cortisol oder aber auch eine andere Substanz – durch sehr komplexe Vorgänge – eine Wirkung auf das Überleben von Coprococcus und Dialister hat. Dieser Frage haben sich Gal Winter und seine Kollegen gewidmet. Die Wissenschaftler erzeugten psychischen Stress in Mäusen, um zu erfahren, ob dies einen Einfluss auf das gut ausgestattete Mikrobiom der Tiere hat. Das Mikrobiom der Tiere veränderte sich tatsächlich ins Negative. Die biologische Vielfalt der Bakterien hatte sich verringert.[34] Die Faktoren, die an der Basis solcher komplexen Zusammenhänge stehen, werden derzeit weltweit auf Hochtouren beforscht. Das Wichtigste für uns heute: Körper und Geist bilden eine Einheit. Vernachlässige ich meinen Körper, tue ich meinem Geist nichts Gutes ...!

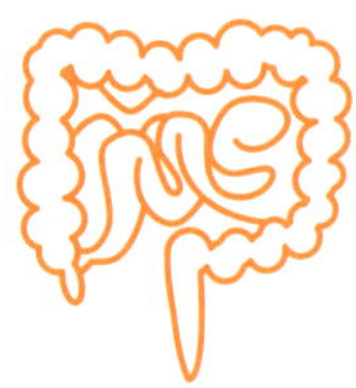

TIPP

KEINE GESUNDHEITS-NEUROSE ENTWICKELN!

Für mich ist Wissen das größte Geschenk des Lebens, und deswegen ist es mir ein Anliegen, dieses Wissen in Form von Büchern weiterzugeben. Wissen soll uns begleiten, wenn wir beispielsweise am Sonntag zwischen Sofa und Spaziergang entscheiden, gezielt gesunde Lebensmittel kaufen. Wissen soll uns das eine oder andere Mal auf den Theaterabend verzichten lassen: So bekommen wir genug Schlaf, um am nächsten Tag eine Wanderung zu unternehmen. Dieses Wissen darf aber nicht dazu führen, dass wir neurotisch werden, ständig nach Gefahren für unsere Gesundheit Ausschau halten, alles meiden und ein asketisches Leben führen. Es gilt die Devise: Sei vernünftig, aber take it easy, denn das Leben ist so kurz!

MEINE BEWEGUNG

	AKTIVITÄT	DAUER
MO		
DI		
MI		
DO		
FR		
SA		
SO		

ZUFRIEDEN?

Das ist gut gelaufen:

Das nehme ich mir vor:

#BODYANDMIND

WOCHE 51

VON .... BIS ....

MEINE BEWEGUNG		
	AKTIVITÄT	DAUER
MO		
DI		
MI		
DO		
FR		
SA		
SO		

ZUFRIEDEN?

MEIN ZIEL FÜR DIESE WOCHE

....

....

....

HAST DU ES ERREICHT?

JA NEIN

UNSER ZIEL: AUSREICHEND UND REGELMÄSSIGE BEWEGUNG

TIPP

Freude an Bewegung kommt nicht von selbst: Der Körper muss mitmachen – das ist die größte Hürde, vor allem zu Beginn. Oft hat man nicht ausreichend Kraft in den Muskeln, alles ist beschwerlich, und womöglich tut irgendein Gelenk weh. Eine gute Kondition kommt auch nicht von heute auf morgen und ist sofort wieder weg, wenn wir uns im Urlaub nicht bewegen. Wir müssen aber keinen Marathon laufen und keinen Achttausender erklimmen. Wir wollen nur das tun, was natürlich ist. Unser Ziel ist ausreichende und regelmäßige Bewegung. Früher gingen die Menschen zu Fuß, arbeiteten körperlich auf den Feldern, die Älteren halfen mit, und die Kinder spielten draußen. Sie waren alle körperlich aktiv. Heute sitzen wir zu Hause oder in der Arbeit, wir sind fast nur mit Auto, Zug und Flieger unterwegs – auch das Fahrrad und der Roller sind elektrisch geworden. Muss das wirklich sein? Natürlich ist es weniger anstrengend, aber wir tun unserem Körper damit keinen Gefallen, auch unserem Gehirn nicht.

GESCHAFFT?

Hast du die letzten Monate dein Bewegungsziel erreicht?

JA NEIN

Welche Faktoren haben eine Rolle gespielt?

....

Wirst du es in Zukunft gleich oder anders machen? Warum?

....

WOCHE 52

VON .... BIS ....

FLOW DURCH BEWEGUNG

Letzten Winter stand ich nicht selten vor einer unpräparierten Piste, die es galt, im Tiefschnee hinunter zu fahren. Es ist schwer, das Gefühl zu beschreiben, das man in der Einsamkeit des Bergs empfindet, vor allem wenn man keine Sicht hat, weil es schneit und der Nebel alles einhüllt. Man fährt wie auf Watte, durch Watte, fast surreal, allerdings konzentriert (und sehr anstrengend für die Beine), alles vergessend, nur auf den eigenen Atem achtend, in der Stille. Nach solchen Tagen war ich im Geist hellwach und äußerst kreativ – einige Teile dieses Buchs sind abends entstanden, noch erfüllt von den Erlebnissen, dem großartigen Gefühl. War ich im Flow? Viele Sportler berichten davon, und es kann sein, dass ich es war. Untersuchungen mit Hobbyläufern haben gezeigt, dass Flow-Gefühle das Lauftempo im Training steigern.[35] Interessanterweise geht mit dem Flow verstärkte Ausschüttung von Cortisol einher – ja, des Stresshormons. Ist Flow also Stress? Auf eine gewisse Weise ja, denn man braucht extra viel Kraft in den Muskeln und das sehr schnell. Ab und an hilft uns Cortisol und schadet unserem Gehirn nicht – wir bauen es wieder ab.

DEIN FLOW

Kennst du diesen Flow?

....

....

Hast du es durch Bewegung oder andere Tätigkeiten erlebt?

....

....

MEINE BEWEGUNG

	AKTIVITÄT	DAUER
MO		
DI		
MI		
DO		
FR		
SA		
SO		

ZUFRIEDEN?

Das ist gut gelaufen:

Das nehme ich mir vor:

bodyandmind

Wir sind zufrieden, weil wir uns körperlich und geistig wohlfühlen, weil uns die regelmäßige Bewegung guttut, in Körper und Geist!

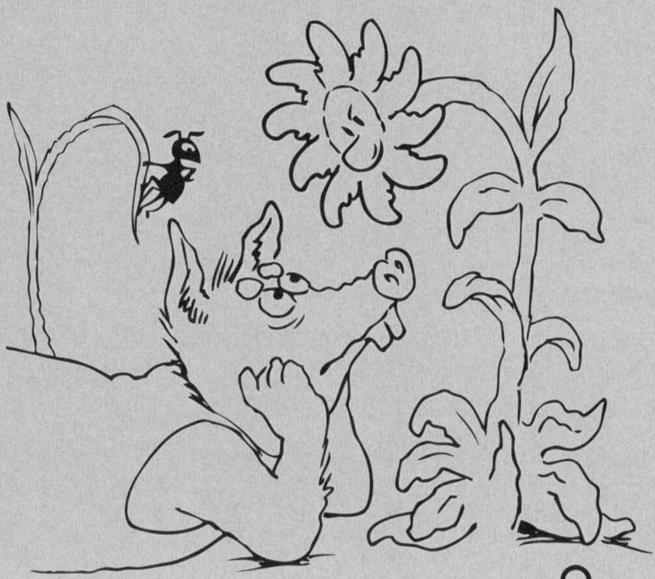

VON DER KRAFT DER NATUR

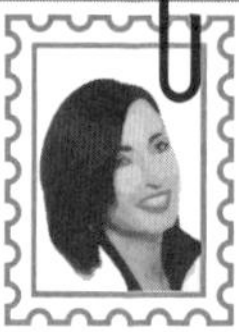

Ich versuche, so oft wie möglich, mich draußen zu bewegen. So ist es mir wert, im Winter jeden Samstag um halb fünf aufzustehen, damit ich vier Stunden später auf der Skipiste bin, selbst wenn das Wetter unwirtlich ist. Im Sommer mache ich lange Fahrradtouren durch Wald und Flur, wo man die Vögel hört und das Laub riecht. Oft bleibe ich stehen und bewundere die Landschaft, die Farben, Formen und Düfte – in Dankbarkeit. Würde ich mich nicht so viel bewegen, käme ich nie in diese großartigen Landschaften und nie zu diesem Genuss und Glück.

BILANZ FÜR DAS ZWEITE HALBJAHR

HAST DU DICH REGELMÄSSIG BEWEGT? ☐ JA ☐ NEIN

Wie oft in der Woche hast du dich bewegt?

.... Mal

Wie lang hast du dich im Durchschnitt pro Woche bewegt?

....

WIE GUT WAR DEIN SCHLAF?

☐ sehr gut ☐ gut ☐ befriedigend ☐ nicht so gut ☐ schlecht

WIE GUT HAST DU DICH ERNÄHRT?

☐ sehr gut ☐ gut ☐ befriedigend ☐ nicht so gut ☐ schlecht

KONNTEST DU STRESS REDUZIEREN? ☐ JA ☐ NEIN

KONNTEST DU IN DIESER ZEIT GEWICHT REDUZIEREN? ☐ JA ☐ NEIN

WIE GROSS IST DEIN INNERER SCHWEINEHUND NACH DIESER ZEIT?

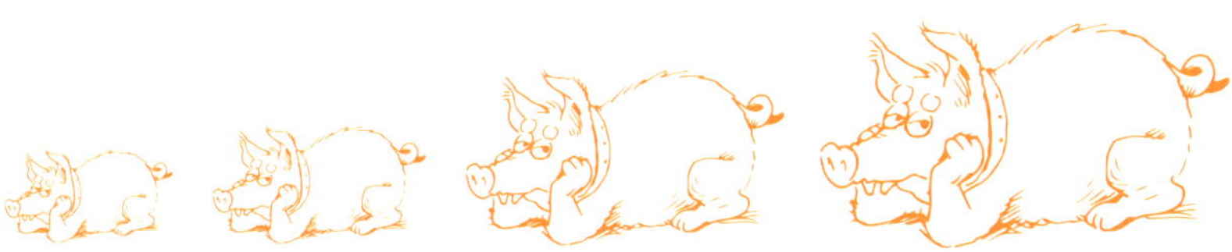

☐ ☐ ☐ ☐

ZIELE FÜR DAS NÄCHSTE HALBE JAHR

BEWEGUNG

....

....

....

SCHLAF

....

....

....

ERNÄHRUNG

....

....

....

STRESS

....

....

....

GEWICHT

....

....

....

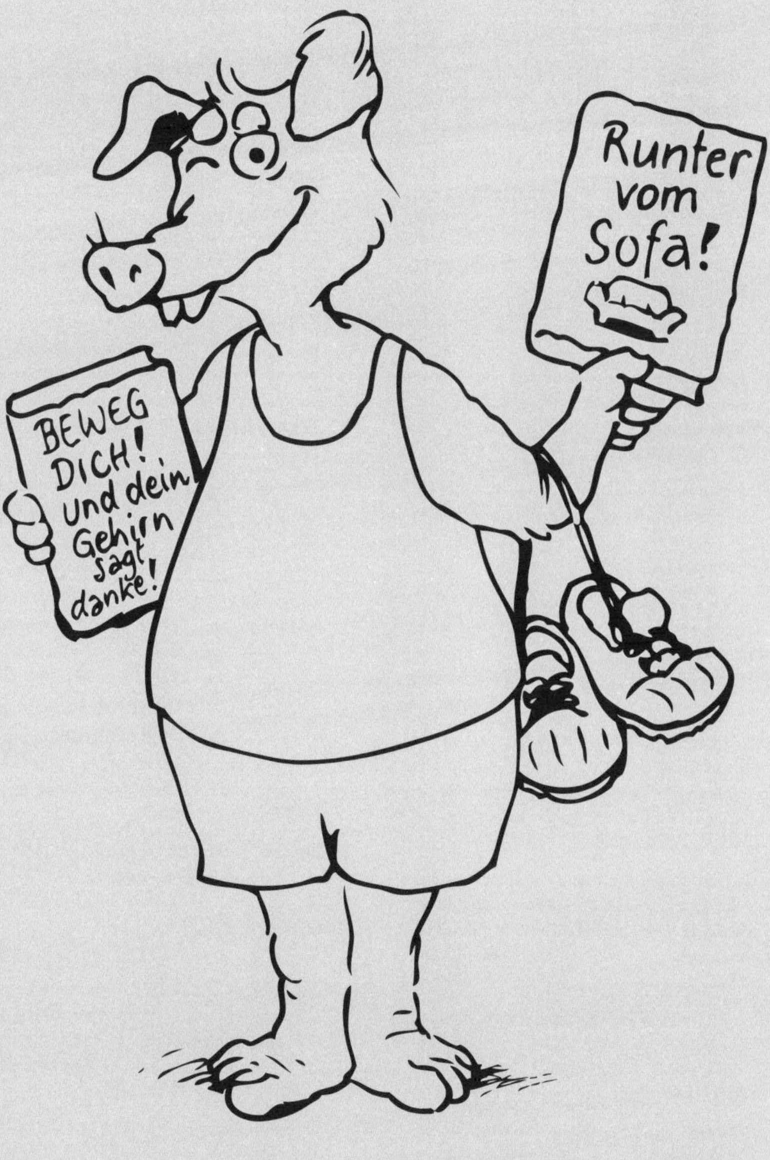
BEWEG DICH! und dein Gehirn sagt danke!
Runter vom Sofa!

Literatur zum Weiterlesen

1 Poulose, S. M., Miller, M. G. & Shukitt-Hale, B. Role of Walnuts in Maintaining Brain Health with Age. *J. Nutr.* **144**, 561S–566S (2014).

2 Rajaram, S. et al. The Walnuts and Healthy Aging Study (WAHA): Protocol for a Nutritional Intervention Trial with Walnuts on Brain Aging. *Front. Aging Neurosci.* **8**, 333 (2016).

3 Salimpoor, V. N., Benovoy, M., Larcher, K., Dagher, A. & Zatorre, R. J. Anatomically distinct dopamine release during anticipation and experience of peak emotion to music. *Nat. Neurosci.* **14**, 257–262 (2011).

4 Angelucci, F. L. et al. Physiological effect of olfactory stimuli inhalation in humans: an overview. *Int. J. Cosmet. Sci.* **36**, 117–123 (2014).

5 Sowndhararajan, K. & Kim, S. Influence of Fragrances on Human Psychophysiological Activity: With Special Reference to Human Electroencephalographic Response. *Sci. Pharm.* **84**, 724–751 (2016).

6 Bonzano, S., Bovetti, S., Fasolo, A., Peretto, P. & De Marchis, S. Odour enrichment increases adult-born dopaminergic neurons in the mouse olfactory bulb. *Eur. J. Neurosci.* **40**, 3450–3457 (2014).

7 Georgiadis, J. R. & Kringelbach, M. L. The human sexual response cycle: Brain imaging evidence linking sex to other pleasures. *Prog. Neurobiol.* **98**, 49–81 (2012).

8 Shetty, A. K. et al. Emerging Anti-Aging Strategies - Scientific Basis and Efficacy. *Aging Dis.* **9**, 1165 (2018).

9 Scialo, F., Mallikarjun, V., Stefanatos, R. & Sanz, A. Regulation of Lifespan by the Mitochondrial Electron Transport Chain: Reactive Oxygen Species-Dependent and Reactive Oxygen Species-Independent Mechanisms. Antioxid. *Redox Signal.* **19**, 1953–1969 (2013).

10 Baek, K., Morris, L. S., Kundu, P. & Voon, V. Disrupted resting-state brain network properties in obesity: decreased global and putaminal cortico-striatal network efficiency. *Psychol. Med.* **47**, 585–596 (2017).

11 Graser, J. & Stangier, U. Compassion and Loving-Kindness Meditation. *Harv. Rev. Psychiatry* **26**, 201–215 (2018).

12 Pensel, M. C. et al. Executive control processes are associated with individual fitness outcomes following regular exercise training: blood lactate profile curves and neuroimaging findings. *Sci. Rep.* **8**, 4893 (2018).

13 Stern, Y. et al. Effect of aerobic exercise on cognition in younger adults. *Neurology* **92**, (2019).

14 Karssemeijer, E. G. A. et al. The quest for synergy between physical exercise and cognitive stimulation via exergaming in people with dementia: a randomized controlled trial. *Alzheimers. Res. Ther.* **11**, 3 (2019).

15 Ip, C. K. et al. Amygdala NPY Circuits Promote the Development of Accelerated Obesity under Chronic Stress Conditions. *Cell Metab.* (2019).

16 Wu, Z. et al. Dietary Restriction Extends Lifespan through Metabolic Regulation of Innate Immunity. *Cell Metab.* (2019).

17 Zada, D., Bronshtein, I., Lerer-Goldshtein, T., Garini, Y. & Appelbaum, L. Sleep increases chromosome dynamics to enable reduction of accumulating DNA damage in single neurons. *Nat. Commun.* **10**, 895 (2019).

18 Kühn, S. et al. The Importance of the Default Mode Network in Creativity-A Structural MRI Study. *J. Creat. Behav.* **48**, 152–163 (2014).

19 Zhu, W. et al. Common and distinct brain networks underlying verbal and visual creativity. *Hum. Brain Mapp.* **38**, 2094–2111 (2017).

20 Shi, L. et al. Large-scale brain network connectivity underlying creativity in resting-state and task fMRI: Cooperation between default network and frontal-parietal network. *Biol. Psychol.* **135**, 102–111 (2018).

21 Raichle, M. E. et al. A default mode of brain function. *Proc. Natl. Acad. Sci. U. S. A.* **98**, 676–682 (2001).

22 Burzynska, A. Z., Finc, K., Taylor, B. K., Knecht, A. M. & Kramer, A. F. The Dancing Brain: Structural and Functional Signatures of Expert Dance Training. *Front. Hum. Neurosci.* **11**, 566 (2017).

23 Cespuglio, R. Serotonin: its place today in sleep preparation, triggering or maintenance. *Sleep Med.* **49**, 31–39 (2018).

24 Xie, Z. et al. A review of sleep disorders and melatonin. *Neurol. Res.* **39**, 559–565 (2017).

25 Barnard, N. D. et al. Dietary and lifestyle guidelines for the prevention of Alzheimer's disease. *Neurobiol. Aging* **35**, 74–78 (2014).

26 Pes, G. M. et al. Male longevity in Sardinia, a review of historical sources supporting a causal link with dietary factors. *Eur. J. Clin. Nutr.* **69**, 411–418 (2015).

27 Armanios, M. & Blackburn, E. H. The telomere syndromes. *Nat. Rev. Genet.* **13**, 693–704 (2012).

28 Rehfeld, K. et al. Dance training is superior to repetitive physical exercise in inducing brain plasticity in the elderly. *PLoS One* **13**, (2018).

29 Boccardi, M., Boccardi, V., Boccardi, M. & Boccardi, V. Psychological Wellbeing and Healthy Aging: Focus on Telomeres. *Geriatrics* **4**, 25 (2019).

30 Barsalou, L. W. Grounded Cognition. *Annu. Rev. Psychol.* **59**, 617–645 (2008).

31 Valles-Colomer, M. et al. The neuroactive potential of the human gut microbiota in quality of life and depression. *Nat. Microbiol.* **4**, 623–632 (2019).

32 Dinan, T. G. & Cryan, J. F. Brain–gut–microbiota axis — mood, metabolism and behaviour. *Nat. Rev. Gastroenterol. Hepatol.* **14**, 69–70 (2017).

33 Rios, A. C. et al. Microbiota abnormalities and the therapeutic potential of probiotics in the treatment of mood disorders. *Rev. Neurosci.* **28**, 739–749 (2017).

34 Winter, G., Hart, R. A., Charlesworth, R. P. G. & Sharpley, C. F. Gut microbiome and depression: what we know and what we need to know. *Rev. Neurosci.* **29**, 629–643 (2018).

35 Peifer, C., Schulz, A., Schächinger, H., Baumann, N. & Antoni, C. H. The relation of flow-experience and physiological arousal under stress — Can u shape it? *J. Exp. Soc. Psychol.* **53**, 62–69 (2014).

DANKSAGUNG

Mein Dank geht an diese Menschen dafür, dass sie für mich da sind!

Trude und Falko, Peter, Massimo, Patrick, Michael und Ina, Kati und Peti, Dietlind und Carsten haben mich in den letzten Monaten liebevoll begleitet: Sie hatten ein offenes Ohr und ein warmes Herz für mich, manchmal auch einen vollen Teller.

Angela Friederici hat mir – trotz ihres vollen Kalenders als Vizepräsidentin der Max-Planck-Gesellschaft– im Juni 2019 Zeit geschenkt und mich wieder nachhaltig inspiriert. Ohne sie hätte ich niemals Zugang zu so viel Wissen über das Gehirn bekommen.

Beatrice Bermond hat dieses Buch mit enormem Einsatz, Hirn und Herz layoutiert. Ich pflege sie auf Italienisch mit „mia geniale Beatrice" anzusprechen, nicht ohne Grund! **Klaus Pitter** hat den Schweinehunden eine argwöhnische, aber auch lustige Seele eingehaucht, er hat mich oft zum Lachen gebracht.

Auch 2019 hat sich **Nikolaus Brandstätter** auf ein neues Abenteuer mit mir eingelassen und mir zum zweiten Mal die Chance gegeben, mit euch, lieben Leserinnen und Leser, mein Wissen und meine Erfahrung zu teilen, auch ein bisschen mein Leben.

Herzlichst
Eure Manuela Macedonia

Thank you for reading!

Liebe Leserin, lieber Leser!
Hat Ihnen dieses Buch gefallen? Wollen Sie weitere Informationen zum Thema?
Wir freuen uns auf Austausch und Anregung!

Brandstätter Verlag
Wickenburggasse 26
1080 Wien
E-Mail: leserbrief@brandstaetterverlag.com
Tel.: (0043-1) 512 154 3256

Wir sagen Danke.
Bleiben wir in Verbindung.

Gute Geschichten,
schöne Geschenkideen auf

WWW.BRANDSTAETTERVERLAG.COM

Lassen Sie sich inspirieren!

2. Auflage 2019

Coverdesign: Buero Blank, Caroline Plank-Bachselten
Layout: Mag. Beatrice Bermond
Illustrationen: Buero Blank, Caroline Plank-Bachselten,
Klaus Pitter („Schweinehund“) und Leonora Camusso
Lektorat: Regine Zimmerschied
Fotos: Sabine Kneidinger Photography

Printed in the EU
ISBN 978-3-7106-0378-5

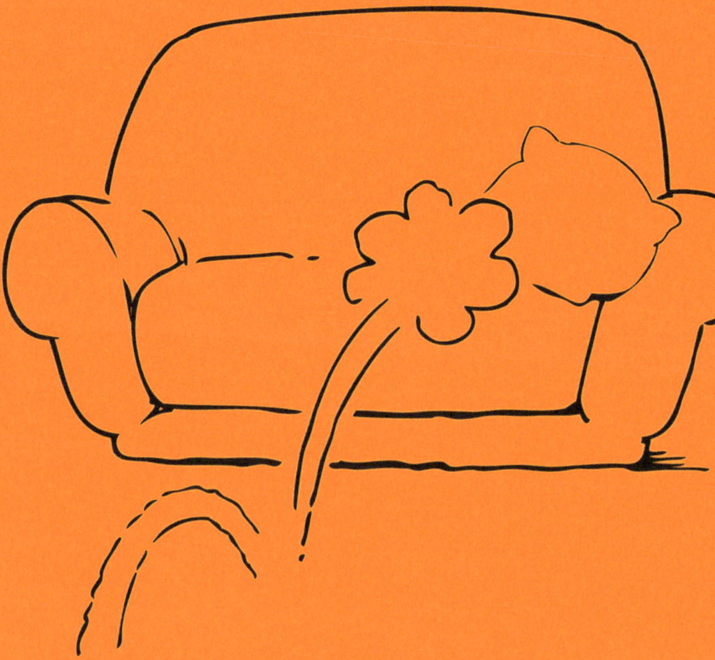

BRAVO!
DU HAST ES
GESCHAFFT!